Stefan S. Kassner

Let's Talk

about Medicine

Die Motte aus der Vagina

Shorties

Dieser Titel ist auch als preisgünstiges eBook erschienen.

In dieser Reihe bereits erschienen:

Let's Talk – Alisha Bionda, Shorties
Let's Talk about Medicine – Die Motte aus der Vagina
 – Stefan S. Kassner, Shorties

Die Handlung und alle handelnden Personen sind frei erfunden. Jegliche Ähnlichkeit mit lebenden oder realen Personen wären rein zufällig.

Erste Auflage im März 2022

Copyright © 2022 dieser Ausgabe by Ashera Verlag
ashera.verlag@gmail.com
www.ashera-verlag.de
Alle Rechte vorbehalten. Nachdruck oder andere Verwertungen – auch auszugsweise – nur mit Genehmigung des Verlags.
Covergrafik: iStock
Innengrafiken: iStock
Coverlayout: Atelier Bonzai
Redaktion: Alisha Bionda
Lektorat & Satz: TTT
Printed by: BoD
Vermittelt über die Agentur Ashera
(www.agentur-ashera.net)

ISBN 978-3-948592-60-8

Inhaltsverzeichnis

Teil 1   11

1 – Vorwort   13
2 – Prolog   15
3 – Das Bonbon und der Mundschutz   19
4 – Böse Schwester oder ein Tee mit besonderer Note   23
5 – Baby und Opa   27
6 – Nacktheit und Genitalien   29
7 – Umzug und das WG-Leben 1   31
8 – Das WG-Leben 2 – Schweineköpfe und viel Urin   39
9 – Vorlesungserfahrungen 1 – Köpfe und ein großer Hammer   45
10 – Anatomie 1 – Präparierte Leichen und messerwetzende Professoren   49
11 – Anatomie 2– Die Mysterien des Penis   51
12 – Das WG-Leben 3 – noch mehr Urin und Kochen als Abenteuer   53
13 – Vorlesungserfahrungen 2 – Das Häschen und die Schwerkraft   57
14 – Vorklinik – Hellsichtige Psychologen   59
15 – Das WG-Leben 4 – anspruchsvolle Wohnsituationen   63
16 – Arbeitsmedizin – Quecksilberbeißer   65
17 – Gynäkologie 1 – Die Motte aus der Vagina   67
18 – Gynäkologie 2 – Reale Geburten, Strohhalme und Räder   71
19 – Gynäkologie 3 – Giotto, eine Vagina und das Untergeschoss   75
20 – Gynäkologie 4 – Fruchtblasen und Fortissimo   81
22 – Gynäkologie 5 – Finger in den Po, macht nicht froh   85
22 – Urologie und schweißnasse Hände   87
23 – Serbische Medizin und der brasilianische Ring   89
24 – Auf der Pfanne und nackte Tatsachen   97
25 – Rumänische Medizin und blöde Kühe   99
26 – Studiumsnachtreffen – der Kreis schließt sich oder alles wird eingefasst von rostbraunen Locken   103

Teil 2 **105**

27 – Zweckentfremdete Haushaltsgegenstände 106
28 – Der Fasan und das Mädchen 108
29 – Köterlore 110
30 – Keimfreie Privatpatienten 112
31 – Einfach ein großer Kopf 114
32 – Papier im Gehirn 116
33 – Schlaflabor, Kameras und was eher ins Schlafzimmer gehört 118
34 – Wenn die Nase blutet 120
35 – Nicht deine Nase 122
36 – Resozialisierung in der Klinik 124
37 – Der war schon immer so 126
38 – Namen machen Leute und zwischenmenschliche Beziehungen 128
39 – Körperschmuck mit Aussage 132
40 – Anspruchsvolle Patienten 134
41 – Tierunfälle und der Angriff der Killerfliegen 136
42 – Hammer Geschichte 140
43 – Hälse, Nase und Öhre 142
44 – Mit klösterlichem Geiste schlummert es sich am besten 144
45 – Barbarossa 146

Teil 3 **148**

46 – Diese Situationen oder Dinge, die auch ein Arzt nicht unbedingt wissen will 149
47 – Hier war ich noch nie 153
48 – Noch mehr blutende Nasen 155
49 – Nix sprechen, nix hören 157
50 – Die richtige Zeitplanung 159
51 – Kommunikation – die richtigen Worte und der richtige Tonfall zur rechten Zeit 161
52 – Was Arzt sieht und was nicht 163
53 – Arbeit unter schwierigen Umständen 165
54 – Die ewige Frage nach dem Ursprung der Dinge 167
55 – Ortsunstete Ohren und Nasen 169

56 – Bin ich ein Anderer und sonstige Missverständnisse	171
57 – Besondere Briefe	185
58 – Wenn der Doktor ‚etwas schreiben' soll und dieser Eid, den alle Ärzte schwören	191
Der Autor	195

Teil 1

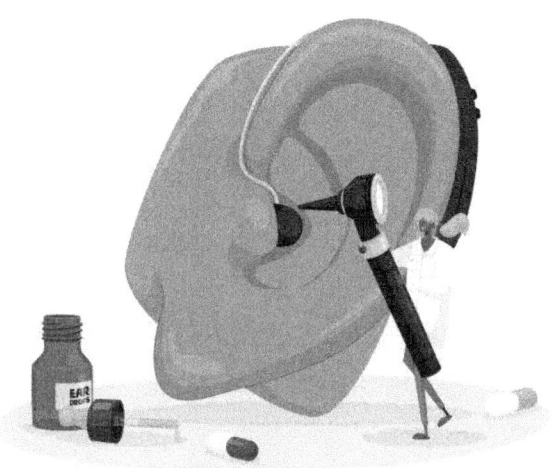

Das Studium

1 – Vorwort

Liebe Leserin, lieber Leser,

schön, dass Sie es bis hierher ‚geschafft' haben, aber was, um Himmels willen, halten Sie eigentlich in der Hand? Dass es kein medizinischer Ratgeber ist, sagen Ihnen schon Titel und Klappentext, aber auch die Bezeichnungen Roman oder Autobiografie wären nicht zutreffend. Was also ist das für ein Buch, und wie kam ich als Arzt dazu, es zu schreiben? Lassen Sie es mich so erklären: Die ‚Arztwerdung' ist ein langjähriger Prozess, wobei dem Studium eine Schlüsselrolle zukommt. Junge Menschen werden innerhalb weniger Jahre zu Wissensdatenbanken mit einer partielle Entfremdung von urmenschlichen Emotionen wie Ekel und Schamgefühl transformiert. Irgendwie scheint sich sowohl an medizinischen Hochschulen als auch in Kliniken hartnäckig der Glaube zu halten, dass sich nur durch eine gewisse Entmenschlichung die pure und direkte Konfrontation mit urmenschlichen Bedürfnissen und Leid aushalten ließe. Der weiße Kittel ist eine Art Schutzpanzer, den wir Ärzte überziehen, um unsere eigenen Emotionen einzusperren und die Erlebnisse nicht an uns heranzulassen. Dabei ist es genau das, was ein ausgewogenes Arzt-Patientenverhältnis ausmacht: Sich stets zu vergegenwärtigen, dass es letztlich zwei Menschen sind, die miteinander interagieren.

Manchmal ist das mit Schwierigkeiten, öfter noch mit bloßer Verwunderung, Kuriosität und (unfreiwillig) komischen Erlebnissen verbunden. Zwar bilden diese Situationen die Grundlage für dieses Buch, wurden aber von mir, dem Erzähler, publikumswirksam zugespitzt und auf den Punkt gebracht und somit in dichterischer Freiheit abgewandelt. Das ‚Erzähler-Ich' ist ebenso wenig mit mir gleichzusetzen wie Patienten mit real existierenden Personen. Zusammenfassend könnte man sagen: Es handelt sich bei dem Buch, das Sie in der Hand halten, um eine humoristische Auseinandersetzung mit Situationen, die im Umgang von Arzt und Patient auftreten können. Denn, Lachen ist bekanntlich die beste Medizin.

2 – Prolog

Golftaschen und Terminschwierigkeiten

Bestimmt kennen Sie das. Sie haben ein gesundheitliches Problem und suchen nach Hilfe. Sie versuchen, eine Arztpraxis zu erreichen, aber dort geht entweder niemand ans Telefon, oder Sie hängen Stunden in einer Warteschleife. Endlich haben Sie dann eine entnervte Arzthelferin am Apparat, die Ihnen einen Termin anbietet, der mit dem Einschulungstermin ihres gerade neugeborenen Kindes zusammenfällt, und, wenn der große Tag gekommen ist, warten Sie nochmals Stunden in der Praxis. Am Ende dieser Odyssee nimmt sich der Weißbekittelte gerade mal Minuten Zeit, um ihr Anliegen zu hören. Wo sind die Ärzte, die wir aus Fernsehserien kennen? Die ihre Patienten mit viel Herzblut durch alle Lebenslagen begleiten? Auf dem Weg in die Praxis drei Kinder entbinden, einen Ehestreit schlichten und ein entlaufenes Lämmchen aus dem Straßengraben bergen? Sollte es die wirklich nicht mehr geben? Oder passen hier Realität und Vorstellung nicht zueinander? Was passiert da, wenn Sie im Wartezimmer sitzen, obwohl Sie doch einen Termin haben? Haben Sie es nicht schon immer geahnt? Dass diese Ärzte nämlich nur ein Problem haben: Den passenden Porsche zu finden, in den ihre Golftasche passt. Wahrscheinlich ist das der Grund für die ständige Warterei auf alles, dass diese Götter in Weiß zu viel Zeit auf dem Golfplatz und mit Reisen verbringen.

Eines kann ich Ihnen gleich sagen: Sie werden sich wundern. Denn häufig entstehen Wartezeiten, Missverständnisse oder Ähnliches nicht aus medizinischen Gründen, sondern aus dem zwischenmenschlichen Umgang. Das bezieht sich sowohl auf die Umgangsformen als auch auf sprachliche Differenzen. Seien es reklametafelgroße Praxisschilder, die übersehen werden und zum Nichterreichen der Praxis führen, der Besuch der Praxis mit der zehnköpfigen Großfamilie, von der nur ein Mitglied einen Termin hat oder das Führen eines Handygespräches in Kampfgeschwaderlautstärke mit Lauten, die an brünstige Auerochsen erinnern – nicht selten gleicht eine Praxis einem Tollhaus.

Folgen Sie mir und schauen mir über die Schulter, während ich meine Sprechstunde abhalte. Ich glaube, Sie werden erstaunt sein, so manches Mal Schmunzeln und lachen.

Selbstverständlich stehen die genannten Fälle exemplarisch für Erlebtes. Namen und Charaktere sind frei erfunden und Ähnlichkeiten zu real existierenden Personen rein zufällig.

3 – Das Bonbon und der Mundschutz

Ein Hauch Süße und eine Idee von Himbeere. Mehr hat dieser besonders beherzte Zungenschlag nicht gebracht. Und dabei habe ich den Mund so weit offen, dass ich schon fürchtete, das Bonbon würde direkt in den eröffneten Bauch vor mir fallen. Das würde sicherlich für ein großes Hallo im OP-Saal sorgen! Ich merke, dass mir der Schweiß ausbricht. Sturzbäche unter den Armen und am Rücken. Ein reißender Bach, der literweise Flüssigkeit in meine Unterhose fließen lässt. Das Bonbon liegt immer noch in der unteren Umschlagsfalte meines Mundschutzes. Eigentlich ist das ja Evas Schuld. Eva, die ständig gut gelaunt ist. Eva, die immer das Gute sieht. Die sauberen Schuhe, wenn einen ein Patient von oben bis unten vollgekotzt hat, was mir erst vor wenigen Tagen passiert ist. „Aber deine Schuhe sind doch sauber geblieben." Das habe ich zu hören bekommen.
Vor Kotze triefend.

Für Eva war man eben nicht voller Göbelexsudat, sondern die Schuhe waren kotzfrei. Und dabei war diese die furchtbarste aller Körperflüssigkeiten, die jemand von sich geben konnte. Außer ...

„... betonen. Verdammt nochmal!"

Ich hebe verdutzt den Kopf. Doch bevor ich realisiere, was los ist, trifft mich schon etwas hart am Finger. „Au!", rufe ich, und da passiert es. Wie in einem Film in Slo-Mo. Mein Kopf zuckt nach vorne, während meine Hand, die der Operateur Prof. Dr. Dr. Klick mit seiner Pinzette malträtiert hat, unter Schmerzen zurückschnellt. Das Bonbon, das begonnen hat, eine adhäsive Verbindung mit meinem Kinn und den wenigen Barthaaren, auch mit sechsundzwanzig Jahren bin ich noch weit von einem vorzeigbaren Bartwuchs entfernt, einzugehen, entwindet sich der Umklammerung des Mundschutzes. In meiner vernebelten Wahrnehmung der Situation höre ich mich ein: „NEI-IIN!", schreien. Wobei der Laut mehr dem Paarungsruf eines Neandertalers bei der Mammutjagd gleicht. Kein Laut ist hingegen vom restlichen OP-Team zu hören, nur das stetige: Piep, piep des EKG-Monitors. Unter dem gequält angespannten Blick meiner Wenigkeit und dem angewiderten Erschrecken der übrigen Entourage tritt das speichelglänzende Himbeerbonbon seine letzte Reise an.

Wie kann das sein? Wie bin ich hier gelandet?

Während sich die Welt um mich herum weiterhin im Zeitlupentempo dreht, unaufhaltsam der Katastrophe entgegen, durchforstet mein Bewusstsein mit zitternden Händen das Archiv meiner Erinnerungen. In der Hoffnung, hier die Antwort auf die zuvor formulierten Fragen zu finden.

4 – Böse Schwester oder ein Tee mit besonderer Note

Meinen Zivildienst leistete ich in einer Kinderklinik, setzte also schon früh meine Füße auf blankgebohnerten Linoleumboden und schnüffelte Desinfektionsmittel geschwängerte Luft. Irgendwie war ich der Meinung, das Versorgen von Kindern sei einfacher als das von Erwachsenen. Erleichternd wirkt sich hier auf jeden Fall die natürliche Autorität des Alters aus. Auch Sie werden sicherlich schon Erfahrungen damit gemacht haben, dass sich Kinder, ohne zu murren, einer Autoritätsperson unterordnen. Und sollte das mal nicht der Fall sein, gibt es ja Wege, sich durchzusetzen. Pädagogisch korrekt, natürlich. Denn, wo kämen wir hin, wenn wir uns auf der Nase herumtanzen ließen?

Von der Schule nur leidlich auf ein Berufsleben vorbereitet, hatte ich etwas Schwierigkeiten, im Klinikalltag mit Schichtdienst und den vielen neuen Aufgaben Fuß zu fassen. Bei den Krankenschwestern war ich, spätestens, nachdem ich offenbart hatte, Arzt werden zu wollen, unten durch. Um der vermeintlichen Missachtung ihrer Kolleginnen entgegenzuwirken, die diese in Zukunft durch mich als Arzt erfahren würden, legte man mir den ein oder anderen Stein, in Form von erbauenden Aufgaben, in den Weg. Ein Haufen, zielsicher neben die Schüssel gesetzt? Zivi Stefan wird's schon richten. Innerhalb kürzester Zeit war ich auf Du und Du mit jeglicher Ausscheidung, die ein menschlicher Körper von sich geben kann, nicht selten mit Hautkontakt. Besonders eindrucksvoll war dies bei einem jungen Mädchen, das, im Versuch, die Eruption des soeben Verspeisten zu vermeiden, sich über die Nase erbrach und durch panisches Ausschniefen nicht nur die Zimmereinrichtung, sondern auch mich mit Erbrochenem besprühte.

Doch zum Glück sahen nicht alle Vertreter der Schwesternschaft in mir einen Feind. Besonders Schwester Rebekka und ich verstanden uns auf Anhieb und arbeiteten sehr gerne zusammen. Zwar waren diese freundschaftliche Bande auch nicht ausscheidungsfest, beziehungsweise wurden, wenn ein Kot- oder Göbelnotfall auftrat, bis zur Beseitigung, selbstverständlich durch meine Wenigkeit, ausgesetzt, aber abgesehen davon, verstanden wir uns prima.

In einem gemeinschaftlichen Spätdienst war ich mit der Ausgabe des Abendessens beauftragt, was ich recht gerne erledigte. Unsere Patienten durften wählen, ob sie Kakao oder Tee trinken wollten, den wir in der Küche zubereiteten. Der kleine Thomas war, trotz seiner fünf Jahre, bereits ein relativ anspruchsvoller Patient. Selbst in Kindeskreisen zu den kulinarischen Highlights gehörende Lebensmittel wie Nutella und Co, wurden von ihm nur widerwillig akzeptiert. Ja, wenn Sie mir den unfeinen Ausdruck nachsehen mögen, Thomas war ein klassisches Arschlochkind!

Nach einer Diskussion über das, was besagter Junge nicht mochte, konnten wir uns auf Kamillentee einigen. Ich war froh, damit endlich meine Ruhe zu haben, ahnte jedoch nicht, dass die Diskussion gerade erst begonnen hatte. So stand, kurze Zeit später, Thomas erneut in der Küche und beklagte sich über seinen Tee, der, ihm zu Folge, komisch schmecke. Natürlich ließ ich meine Autorität nicht untergraben und sagte ihm, dass er den jetzt trinken müsse. Jeder Schluck aber läutete die nächste Diskussionsrunde ein. Schließlich wusste ich mir nicht mehr anders zu helfen, als Schwester Rebekka um Hilfe zu bitten. Um den richtigen Eindruck zu vermitteln, müssen Sie wissen, dass Schwester Rebekka fast zwei Meter groß und drahtig war und eine durchdringende Reibeisenstimme hatte. Mit dieser verfügte sie sogleich: „Du trinkst das jetzt, Thomas. Immer diese Diskussionen mit dir. Ich bin es leid!"

Thomas gehorchte und trank vor unseren Augen die halbe Tasse, wobei er das Gesicht verzog, als hätten wir ihm Schwefelsäure eingeschenkt. Schließlich hatte Rebekka ein Einsehen, probierte selbst vom Gebräu und hielt mir den Becher hin. „Probier mal."

Kaum gekostet, schüttelte es mich am ganzen Körper. – Bah! Das war ja tierisch sauer! Was ich nicht wusste, war, dass die Küchenhilfe vom Frühdienst den Wasserkocher mit Essig entkalkt und vergessen hatte, die Lösung zu entfernen, die ich somit zum Teekochen benutzt hatte.

Ich hoffe, Thomas hat seine Lektion gelernt!

5 – Baby und Opa

Tja, was soll ich sagen? Es sollte nicht die letzte Attacke sein, die Thomas an diesem Tag verwinden musste. Eine der uns regelmäßig aufsuchenden Patientinnen war Klara, die schwer geistig, aber auch körperlich behindert war. Sie brachte hundertachtzig Kilo auf die Waage, das Gewicht mussten wir mit einer Lastenwaage ermitteln, und saß im Rollstuhl. Wenn ich morgens zum Dienst die Station betrat und die Kinder noch in ihren Zimmern schliefen, erkannte Klara mich nur an meinem Schritt. Sie wurde dann aufgeregt und schrie quer über die Station: „OPA! OPA!"

Damit war ich gemeint.

Bis heute weiß ich nicht, wie ich zu diesen großväterlichen Ehren kam – bemerkenswert war es auf jeden Fall, da Klara außer ihrem Vater Pepe, keine Männer akzeptierte. Sie geriet fast in Ekstase, wenn sie morgens meine Schritte hörte, was dazu führte, dass sie in ihrem Bett hin und her wippte. Ihr Bett quittierte das mit einem bedrohlichen Quietschen, und stets befürchteten wir, es würde zusammenbrechen. Ich versuchte daher, möglichst leise zu gehen oder meine Schrittfolge bewusst zu ändern, einmal stolperte ich fast über meine eigenen Beine. Doch

Klara fiel auf keines meiner Täuschungsmanöver herein. Und so ging ich, anstatt zur Frühbesprechung, immer direkt in ihr Zimmer und begrüßte sie. Sie lag dann wippend in ihrem Bett, das sich meistens schon mehrere Meter von der Wand fortbewegt hatte, und streckte mir ihre fleischigen Arme entgegen. Beim ersten Mal hatte ich mich unbedarft vollständig in den Zugriff dieser Arme begeben und das bitter bereut. Klara verfügte nämlich über eine unglaubliche Kraft. Und was sie mochte, ließ sie auch nicht mehr los. Es kostete mich alle Kraft und die Hilfe dreier Schwestern, mich aus dem schraubstockartigen Griff zu entwinden. Danach beließ ich es dabei, ihr über die Arme zu streichen, was sie beruhigte. Wenn wir sie gewaschen und versorgt hatten, setzten wir sie in ihren Rollstuhl, mit dem sie erstaunlich schnell unterwegs war. Vorsicht war allerdings geboten, wenn sie sich anderen Kindern näherte und dabei: „Baby! Baby!", rief.

Kaum in Reichweite ihrer gewaltigen Arme wurde das Kind quer durch den Raum katapultiert. Sie mochte keine Kinder. Das sollte auch Thomas an jenem Abend erfahren, denn als er, noch über den Essiggeschmack im Mund nölend, die Küche verließ, raste die: „Baby! Baby!", brüllende Klara um die Ecke und erteilte Thomas einen zielgerichteten Hieb.

Armer Thomas!

6 – Nacktheit und Genitalien

Natürlich steht es jedem frei, zu schlafen, wie es ihm beliebt. Wenn wir aber in meiner Praxis das Gerät verleihen, das den Schlaf der Patienten aufzeichnet, weisen wir darauf hin, dass Selbiges über der Schlafkleidung getragen werden solle. Im Grunde nachvollziehbar, schwierig wird es aber, wenn der Patient hartnäckig darauf beharrt, nur nackt zu schlafen. Wo kämen wir schließlich hin, wenn wir uns für irgendwelche Messgeräte in unserer Freiheit einschränken ließen?

In anderen Fällen kann der Nacktschlaf durchaus erwünscht sein. Enterobius vermicularis ist ein Parasit, der vor allem bei Kindern vorkommt. Die kleinen weißen Würmchen leben im Darm, um den in der Nacht zu verlassen und auf dem After ihre Eier abzulegen. Dies verursacht Juckreiz – und Finger in den Po, Mexiko. Sie können sich vorstellen, worauf das hinausläuft. Der Nachweis der Eier erfolgt über den sogenannten Analfilm. In der Nacht schleicht sich die Nachtschwester an das wehrlose Opfer an, um blitzschnell den Tesastreifen durch die Kimme zu ziehen. Das sorgt für ein nicht so freudiges Erwachen!

Und, noch ein letzter Punkt zum Nackend-im-Bett-Verweilen: Am Ende meines Zivildienstes arbeitete ich im Patientenbegleitdienst, der Patienten zu den unterschiedlichen Untersuchungen fährt. Auf einer Station empfing mich stets der markerschütternde Schrei eines Herrn. Auf meine Frage, wer denn da und warum schreie, wurde ich von der Stationsschwester aufgeklärt: „Ich kann dir sagen, warum der schreit. Der zieht sich an seinem Sack, und dann schreit er."

Bei meinem letzten Besuch auf der Station ertönte wieder der Schrei, lauter als zuvor, gefolgt von Schweigen.

Daraufhin die Stationsschwester: „Ich glaube, jetzt hat er ihn abgerissen."

7 – Umzug und das WG-Leben 1

Nach meinem Zivildienst in einem Krankenhaus ging es zum Medizinstudium nach Heidelberg. Ich war aufgeregt und gespannt. Alleine zog ich in eine Stadt, die dreihundert Kilometer von der Heimat entfernt war, zu mir fremden Menschen in eine WG. So etwas kannte ich nur aus Erzählungen meiner Eltern und aus dem Fernsehen. Einen Platz in einem Wohnheim in der Nähe der Uni zu bekommen war nahezu unmöglich, und so entschied ich mich für Leimen, den Geburtsort von Tennislegende Boris Becker und Lochfraßschreck Dieter Bürgli, der kurz zuvor durch Stefan Raab zu zweifelhafter Berühmtheit gelangt war. Mir wurde eine Wohnung mit drei Mitbewohnern zugeteilt. Hedi aus Tunesien, Bailong aus China und Monika aus Deutschland. Ich war begeistert und fühlte mich unglaublich mondän, nun in einer derart multikulturellen Gemeinschaft zu leben. Viele meiner ehemaligen Schulkameraden hatten ihre Heimatstadt noch nicht einmal verlassen.

Jeder bezog ein circa zwölf Quadratmeter großes möbliertes Zimmer, Küche und Bad mussten geteilt werden. Ein Umstand, den ich zunächst nicht als problematisch begriff, der mich aber noch sehr beschäftigen sollte.

Als sich meine Eltern mit einer Mischung aus Trauer, eher bei meiner Mutter, und Erleichterung, eher bei meinem Vater, verabschiedet hatten, begann ich, meine wenigen Habseligkeiten in den Schränken zu verstauen. Unterbrochen wurde ich dabei durch ein Klopfen an der Tür. Monika stand vor mir. Bei unserer bisher nur kurzen Begrüßung hatte ich erfahren, dass auch sie am nächsten Tag mit dem Medizinstudium beginnen würde. Beim anfänglichen Kennenlernen waren mir sofort ihre rostbraunen, gelockten Haare aufgefallen, die sie kurz geschnitten trug, für mich ein Symbol der Trendverweigerung. Ihre runde Brille in dem blassen, mit Sommersprossen übersäten, Gesicht signalisierte ihrem Gegenüber ungezügelt ihre überbordende Intellektualität, während ihre Lippen, spröde wie ihre gesamte Erscheinung, fast so etwas wie Verletzlichkeit andeuteten. Sie war die Art Mädchen, die ankündigen, dass sie gleich spontan lachen werden. In der Schulzeit hatte ich um diesen Menschenschlag, so gut es ging, einen großen Bogen gemacht, aber hier hatte ich den festen Vorsatz, unvoreingenommen zu sein.

„Kann ich reinkommen?", fragte sie und spähte an mir vorbei auf die offenen, halb ausgepackten Kartons.

„Klar, dich stört es doch nicht, wenn ich weiter auspacke?"

„Nein, gar kein Problem." Sie sprach jedes Wort klar aus, akzentuiert. Als verdiene jede Silbe ihre vollkommene Aufmerksamkeit.

„Und?", fragte ich sie. „Bist du auch schon aufgeregt?"

Sie sah mich mit großen Augen an, als hätte ich etwas völlig Verrücktes gefragt.

„Du weißt schon, dass in der ersten Woche nur Einführungsveranstaltungen sind?" Ihr Ton hatte etwas Lehrerhaftes, als würde sie mit einem dummen Kind reden.

Ich merkte, wie Wut in mir hochstieg, hielt aber den Mund, um es nicht gleich am ersten Abend zum Streit kommen zu lassen. „Na klar weiß ich das. Aber trotzdem. Du weißt schon."

Sie sah mich weiterhin an, als würde ich total wirres Zeug reden und als wüsste sie nicht im Entferntesten, was ich ihr mitteilen wollte. Das konnte ja heiter werden!

Als hätte sie beschlossen, meinem Gefasel keine Aufmerksamkeit mehr zu schenken, wechselte sie das Thema. „Eine Bekannte von mir ist bereits im dritten Semester."

Bekannte?, dachte ich belustigt. Das war ein Wort, das ich nur von meinen Eltern kannte. In meinem Wortschatz gab es Freunde, Kumpel oder Typen. Aber Bekannte? Das passte zu ihr wie die fleischfarbene Bluse, die sie bis oben zugeknöpft hatte und über einer weißen Jeans trug. Sie hielt mir ein dünnes rotes Heft im DIN A 5 Format hin.

„Das sind Altklausuren in Osteologie. Die Prüfung für den ersten Schein, die wir absolvieren müssen."

Ich war geschockt und fasziniert zugleich, dass sie bereits so informiert war. Ich hatte mit Mühe und Not dieses Zimmer gefunden und die Uhrzeit für die morgige Einführungsveranstaltung. Monika musterte mich prüfend. Ich schlug den Blick nieder, voller Scham. Vor mir diese junge, wohlorganisierte Frau, die wahrscheinlich schon den Vorlesungsplan auswendig kannte und ich, der begriffsstutzige Tölpel, der null Plan hatte. Sie drückte mir das Heft in die Hand, und ich blätterte es mit zitternden Fingern durch. Es war voller Fragen mit jeweils fünf Antwortmöglichkeiten, a bis e. Ich war total überfordert.

Was darauf antworten, ohne noch weiter in die Idiotenschublade zu rutschen?

„Wird bestimmt cool!" Sofort ärgerte mich über diesen bescheuerten Kommentar. Jetzt hatte ich endgültig den Boden des Abgrunds erreicht.

„Cool?" Monikas Tonfall und spöttischer Blick verrieten, dass ich vollkommen richtig lag mit meiner Einschätzung.

„Zweihundertvierzehn Knochen und dann noch die Bänder mit Ansatz und Ursprung. Und die Prüfung ist in drei Wochen. Wenn du das cool findest ..." Sie führte den Satz nicht zu Ende, sondern zuckte mit den Schultern, sollte sagen: ... dann ist dir auch nicht mehr zu helfen.

Sie war inzwischen an mir vorbei und an meine halbausgepackten Kartons getreten. Die anfängliche Zurückhaltung war wie weggeblasen. Oder hatte sie entschieden, dass ein derart primitives Exemplar, wie ich, ihre Höflichkeit nicht verdient hatte? „Stephen King?" Ihr Ton war regelrecht angewidert, nachdem sie die Umschläge der Bücher in dem ersten Karton begutachtet hatte. Man hätte vermuten können, ich hätte verschimmelte Lebensmittel mitgebracht. „So was liest du?", fragte sie, wobei sie das Wort „liest" so betonte, als wäre es im Zusammenhang mit derartiger Lektüre seiner eigentlichen Bedeutung beraubt worden. Bücher von Stephen King taugten ihrer Ansicht nach wohl allenfalls, um damit ein lästiges Insekt zu erschlagen oder zum Entzünden eines Feuers.

Erneut schlug ich den Blick nieder. So viel Scham wie an diesem Abend hatte ich in meinem ganzen Leben noch nicht empfunden. Noch nie war ich so auseinandergenommen worden. So musste sich ein Käfer fühlen, der mit einer Nadel auf einer Unterlage festgepinnt und unter ein Mikroskop geschoben wird. Ich hatte nicht viele Habseligkeiten mitnehmen können, mich aber für die entschieden, mit denen ich Wichtiges verband, die mir etwas bedeuteten. Während ich noch überlegte, ob Monikas Frage überhaupt eine Antwort verdiente, oder ob ich ihr nur einfach ein „Lass die Finger von meinen Sachen" entgegenschleudern sollte, war sie schon beim nächsten Gegenstand: dem Ordner mit meinen Zeugnissen. Ich hatte keine Ahnung, warum ich den eingepackt hatte, aber es hatte sich gut angefühlt, die Essenz meiner Schullaufbahn bei mir zu haben.

Monika hatte schon mein Abiturzeugnis aufgeschlagen und studierte es.

„Philosophieleistungskurs?", wieder dieser ungläubige Tonfall. Es war, als habe Monika einen fremden Planeten betreten. Eine Welt, in der keine ihr bekannten Gesetze herrschten, in der oben unten war und umgekehrt. Fast tat sie mir ein wenig leid, als ich ihren verwirrten Blick sah. Doch schon mit dem nächsten Satz wischte sie jedes Mitleid beiseite.

„Einskommaneun? Und damit hast du hier einen Studienplatz bekommen? In Heidelberg?" Das letzte Wort sprach sie so aus, wie sie es empfand, als handle es sich um das Allerheiligste. Allein dadurch, dass ich einen Studienplatz an dieser altehrwürdigen Institution belegte, beschmutzte ich sie.

Jetzt reichte es mir.

„Du, sei mir nicht böse, aber ich möchte nun erstmal auspacken. Wir können ja morgen quatschen." Ohne eine Antwort abzuwarten, schob ich sie aus meinem Zimmer und schloss die Tür. Zum ersten Mal kamen mir Zweifel. War ich hier wirklich am richtigen Ort oder womöglich vollkommen ungeeignet? Und wie sollte ich das Studium schaffen, wenn alle anderen so waren wie Monika? Ich schob den Gedanken beiseite und sah auf das rote Heft, das ich noch immer in der linken Hand hielt. Ich schlug es erneut auf und las die erste Frage.

Welche Aussage ist am ehesten richtig?

Allein schon die Fragestellung verstand ich nicht. „Am ehesten"? Sollte es nicht heißen: *Welche Aussage ist richtig?*

Was hatte dieses „am ehesten" in der Frage zu suchen? Doch der eigentliche Knüller sollte noch kommen. Die Antworten hatten es nämlich in sich. Ich kam über die erste gar nicht hinaus, da ich kaum ein Wort davon verstand.

Tibia und Fibula sind distal und proximal diarthrotisch miteinander verbunden.

Uff! Was war denn bitte das? Panik stieg in mir hoch. Ich blätterte das Heft weiter durch und stellte fest, dass jede Prüfung dreißig dieser Fragen umfasste. Dreißig Fragen mit je fünf Aussagen, von denen ich meist nur die Wörter ‚und' und den Punkt verstand.

Vielleicht war das ja nur ein Scherz?

Dachte ich.

Eine Art Eingangsritual für die Erstsemester. Doch das erschien nicht plausibel. Schließlich war es schon sinnvoll, dass ein Arzt die Knochen kannte. Ehrlich gesagt hatte ich mir nie darüber Gedanken gemacht, dass jemand so bekloppt sein konnte, jedem Knubbel und Fortsatz irgendeinen Namen zu geben. Eine Frechheit war das!

Ich legte das Heft zur Seite und packte meine Kartons aus. Dann sank ich müde ins Bett. Ich träumte von der Osteologieprüfung. In meinem Traum waren die Fragen nicht mit Buchstaben geschrieben, sondern mit seltsamen Hieroglyphen. Ich sah zu Monika herüber, die neben mir saß und selbstverständlich keinerlei Probleme bei der Beantwortung der Fragen hatte. Sie erwiderte meinen Blick. „Das kommt davon, wenn man sich nicht vorbereitet", sagte sie.

Ich sah auf die Uhr, die immer schneller lief, dann wieder auf meinen leeren Bogen. Als der Prüfer: „Abgabe!", rief, wachte ich schweißgebadet auf.

Mein Wecker zeigte 7:30 Uhr und fing im nächsten Moment an zu klingeln. Wenigstens war ich rechtzeitig wach geworden.

8 – Das WG-Leben 2 –

Schweineköpfe und viel Urin

Die Tür war verschlossen, das Bad besetzt, jemand duschte ausgiebig. Leider zu ausgiebig für meine Blase, die dringend nach Entleerung schrie. Ich klopfte an die Tür, nichts, nur das monotone Rauschen der Dusche. Lange konnte mein Schließmuskel nicht mehr durchhalten, war mein Körper doch daran gewöhnt, morgens nach dem Aufstehen gleich auf die Toilette zu können. Ungeduldig tippelte ich von einem Bein auf das andere, dann klopfte ich nochmals. Immer noch erfolgte keine Reaktion. Es nutzte nichts, was hinaus wollte, musste raus, und zwar innerhalb der nächsten Minute. Zurück im Flur sah ich, dass Bailongs Zimmertür offenstand, also war er unter der Dusche.

Es gab nur eine Alternative, um Flüssigkeiten loszuwerden. Ich betrat die Küche und schloss die Tür hinter mir. Dann trat ich an die Spüle und sah hinein, um im gleichen Augenblick zurückzuschrecken.

Was um Himmels willen war das? Um ein Haar hätte ich mir auf die Zunge gebissen, um nicht aufzuschreien. Zwei leere Augen glotzten mich an!

In der Spüle lag ein Schweinekopf.

Was zur Hölle hatte der da zu suchen? Egal! Darauf konnte ich jetzt keine Rücksicht nehmen, meine Blase beanspruchte inzwischen alle Aufmerksamkeit für sich. Es ging um Sekunden. Ich stellte mich auf die Zehenspitzen und versuchte, an dem Schweinekopf vorbeizupinkeln. Dies gelang nur bedingt, nahm das Relikt aus der Tierwelt nahezu das gesamte Spülbecken ein – was für eine Sauerei!

Mein kläglicher Versuch, den ursprünglichen Zustand besagten Kopfes wiederherzustellen, wurde jäh durch das Öffnen der Küchentür unterbrochen. Schnell setzte ich mich an den kleinen Küchentisch, in der Hoffnung, dass man meinem Gesicht nichts anmerken würde.

Es war Monika.

„Guten Morgen."

Ihr weißer Schlafanzug mit Blümchenmuster war völlig faltenfrei. Ich stellte mir vor, wie Monika nach Lektüre eines wirklichen Buches, selbstverständlich nur etwas von literarischem Wert, das Licht löschte und in Rückenlage schlief, die Hände vor dem Körper gefaltet, wie eine aufgebahrte Leiche, in vollkommener Regungslosigkeit. Und in eben dieser Position wieder erwachte. Ihre Lippen waren noch rissiger als gestern. Eine der Schuppen stand hervor und wirkte wie ein Reißzahn, was bei mir zu der Frage führte, ob sie überhaupt schlief oder in der Nacht die Unwissenden heimsuchte, um ihnen damit den Hals aufzuschlitzen und deren Blut zu trinken.

„Guten Morgen", entgegnete ich. „Sag mal, wie handhabt ihr das denn mit dem Bad?"

Sie sah mich wieder mit diesem Blick an, und ich überlegte ernsthaft, ob ich womöglich unter einem mir unbekannten Sprachfehler litt. Vielleicht war ich bislang nicht darauf hingewiesen worden, und mein Umfeld hatte sich einfach damit arrangiert. Würde bedeuten, dass Monika gar nicht so schwer von Begriff war, sondern dass es an mir lag, dass sie mich nicht verstand. Und was wäre, wenn es meinen Professoren ebenso ergehen würde? ...

Monika riss mich aus meinen Gedanken. „Eigentlich haben wir einen Plan", sagte sie. Dass sich an den wohl keiner hielt und ihr das gehörig stank, musste sie nicht mehr aussprechen. Das bekam sogar ich mit. „Normalerweise bin ich die Erste, die wach ist, dann ist das kein Problem. Aber manchmal ist Bailong früh wach und dann ..." Sie verdrehte die Augen und machte mit ihrem Zeigefinger eine kreisende Geste. Dass sie meine Frage beantwortet hatte, ließ mich an meiner Sprachfehlerthese zweifeln, wofür ich dankbar war. So ermutigt wagte ich mich dann auch gleich an die nächste Frage: „Und was machen wir jetzt?"

Sie zuckte mit den Schultern. „Ganz einfach, wir beide werden nicht mehr duschen können." Wie um das zu unterstreichen, sah sie auf die Uhr, die an der Küchenwand hing. Sie stand auf.

„Aber ihr Männer seht das ja eh lockerer", ein joviales Schulterklopfen, Diskussion beendet. Um zu verstehen, wie ich mich fühlte, muss man wissen, dass Duschen für mich ein heiliges morgendliches Ritual war. Ungeduscht aus dem Haus zu gehen, war nur wenige Male in meinem Leben vorgekommen. Das allmorgendliche Duschen war so selbstverständlich wie das Tragen von Schuhen im Winter. Und heute, an diesem historischen Tag, würde ich ungeduscht zum ersten Mal die Universität betreten.

Ein weiterer verzweifelter Gang zur verschlossenen Badezimmertür mit dem dahinter immer noch duschenden Bailong zerstörte auch die letzte Hoffnung, doch noch zu einer Dusche zu kommen. Resigniert kehrte ich in die Küche zurück.

„Sag mal, wer hat eigentlich das ekelhafte Ding da in die Spüle gelegt?", fragte ich Monika.

Gelassen drehte sie den Kopf zur Spüle. „Ach das", sagte sie dann. Dieses Mal war ich mir nicht sicher, ob ihr Tonfall wirklich entspannt klang oder sie sich nur so gab. „Das ist von Bailong."

„Und was macht er damit?", meine Stimme war längst nicht so gelassen. Ein Schweinekopf in der Spüle war für mich keine Alltäglichkeit.

„Er kocht den irgendwie aus." Monika kratzte sich am Kopf. Das erste Mal erlebte ich eine gewisse Unsicherheit bei ihr. Man merkte ihr an, dass auch sie das abstoßend fand. Sie war aber viel zu weltgewandt, das zuzugeben.

„Okay." Warum sollte ich nicht auch etwas mehr Coolness vorgeben? „Ich mach mich dann mal fertig."

Monika nickte und fragte, ob sie ihr „Skript" zurückhaben könne. Ich zögerte kurz, da mir nicht klar war, was sie meinte. Zum Glück fiel mir das rote Heft ein. „Na klar, ich hole es." Gott sei Dank war es mir nun zwei Mal in Folge gelungen, meine Unsicherheit zu kaschieren. Als ich Monika das Heft zurückgab, sagte ich ihr voller Stolz, dass ich es bereits am Abend durchgeschaut und mit dem Vorlesungsplan abgeglichen hatte. Daraufhin sah ich zum ersten Mal so etwas wie Anerkennung in ihren Augen. Mit gesteigerter Zuversicht machte ich mich an die Katzenwäsche, meine Waschsachen hatte ich glücklicherweise noch nicht ins Bad geräumt, und mittlerweile konnte ich auch den trüben Blick von Miss Piggy im Küchenwaschbecken einigermaßen ertragen.

Anschließend wartete ich darauf, dass Monika fertig war, offiziell aus Höflichkeit, die Wahrheit war aber, dass ich weder wusste, wo der Bahnhof war, noch welchen Zug wir nehmen mussten.

9 – Vorlesungserfahrungen 1 – Köpfe und ein großer Hammer

Nur ein Jahr bevor ich mein Medizinstudium im Oktober 2001 begann, war der Film „Anatomie" mit Franka Potente erschienen. Dieser Film, in dem ahnungslose Studenten betäubt und getötet werden, um als Anschauungspräparate zu enden, und der an der Universität Heidelberg spielte, hatte natürlich meine Vorstellung maßgeblich beeinflusst. Umso größer meine Enttäuschung, als ich die wirkliche Universität, beziehungsweise die medizinische Fakultät, sah. Im Film waren die Vorlesungen entweder in hochmodernen Sälen oder in ehrfurchtgebietenden Altbauten angesiedelt. Ich stand nun einem Betonbau aus den siebziger Jahren gegenüber, der funktionalen Pragmatismus versprühte. Ein Gebäude, das einfach da war, um Hülle für den riesigen Vorlesungssaal zu sein. Erst später realisierte ich, dass genau das die Grundessenz des Medizinstudiums erfasste: Die nächsten Jahre wurden unsere Sprache, unser Blick, ja selbst unser Denken gründlich von jedem schmückenden Beiwerk befreit. Die effiziente

Erfassung der wesentlichen Information und ihre ebenso klar formulierte Weitergabe waren das oberste Ziel. Als meine Mitschüler und ich unser Abitur gemacht hatten, fühlten wir uns wie Könige. Den Gipfel des Wissensolymps erklommen, lag uns die Welt zu Füßen. Wir konnten nicht ahnen und hätten auch nicht geglaubt, dass wir gerade mal am Fuß des Berges angekommen waren, dessen Gipfel so hoch war, dass er durch dichte Wolken verborgen war und dadurch von uns nicht gesehen wurde. Diese Wolkendecke riss immer mehr auf, mit jeder Vorlesung, jeder neuen Prüfung. Der Berg war ein Gebirge, das sich in schwindelerregende Höhen erhob. Und unser Schulwissen wies uns lediglich die grobe Richtung, um den Anfang des steilen und steinigen Weges zum Gipfel zu finden. Erschwerend kam hinzu, dass der Einzelne in der Anonymität von vierhundert Studenten, von denen nur der wirklich harte Kern übrigbleiben sollte, verschwand.

Das musste auch Rebecca schmerzvoll erfahren, als sie nach unserer ersten Anatomievorlesung unseren Dozenten, Prof. Welk, ansprach. Rebecca hatte ihr Abitur an einer Waldorfschule gemacht. Hier traf Feuer auf Wasser, Eurythmieschuhe und der Namenstanz mit bunten Tüchern wurden knallhart durch stupides Auswendiglernen von Knochen und Bändern zerschmettert. „Entschuldigung, Herr Professor Welk. Aber das kann unmöglich alles in der Prüfung drankommen. Das ist doch viel zu viel", sagte sie.

Einerseits hatte ich Respekt vor ihr, im Grunde sprach sie genau das an, was jeder im Saal dachte. Aber niemand hätte es gewagt, so etwas zu sagen. Gespannt warteten wir auf die Reaktion von Prof. Welk. Er war ein blasses Kerlchen mit einem leichten Buckel. Zunächst reagierte er gar nicht. Fasziniert sah ich zu, was geschehen würde. Er hob den Kopf, und ihm war anzusehen, dass er nachdachte. Doch wie ich bei meinem ersten Blick in das Klausurenskript, konnte Prof. Welk Rebeccas Aussage nicht verarbeiten. Als würde man versuchen, einen Computer zum Lachen zu bringen. Einige Sekunden herrschte Stille, und dann fuhr er einfach in seiner Vorlesung fort. Als sein Kopf beim Ausmalen der anatomischen Zeichnungen in den Projektionsstrahl des Overheadprojektors geriet, folgte für ihn der nächste Schock.

„Den Kopp aus der Sonne!", brüllte einer meiner Kommilitonen.

Prof. Welk machte seinem Namen alle Ehre, denn für einen Moment schien es tatsächlich, als würde er noch blasser werden, um im nächsten Augenblick, einer feinen Nebelschwade gleich, vollkommen zu verschwinden. Er fing sich jedoch wieder und kommentierte mit einem zurückhaltenden: „Meine Damen und Herren, ich muss doch sehr bitten!"

Ein Satz, den ich nur wenige Wochen später aus einem anderen professoralen Mund hörte. Ein Medizinstudent muss in den ersten Semestern auch Chemie und Physik belegen. Unsere Physikvorlesungen wurden von einem sehr eifrigen Professor abgehalten, dessen lange, spitze und von einer dünnen Lesebrille gekrönte Nase nur von seinem voluminösen Bauch in der Seitenansicht überragt wurde. Um das Prinzip eines Fakirs zu erklären, grob gesagt geht es darum, Druck durch Verteilung abzumildern, legte er sich kurzerhand auf das Vorlesungspult mit einer Steinscheibe auf eben jenem Bauch. Eine meiner Kommilitoninnen sollte mit einem Vorschlaghammer auf eben jene Scheibe schlagen, um den Effekt eindrucksvoll zu demonstrieren. Mira Ribel, ein zartes Persönchen, geriet beim Heben des Hammers hinter ihrem Rücken, in groteske Schieflage, was auch daran lag, dass sie den langen Stiel mit dem schweren Hammerkopf am Ende am äußersten Ende packte. Schließlich schaffte sie es aber, stark schwankend zum Schlag auszuholen, als aus dem Auditorium der Ruf ertönte: „Hau ihm auf den Kopp!" Eine Aufforderung, der Mira höchstwahrscheinlich nachgekommen wäre, nicht aus Absicht, sondern schlicht, da ihr das Zielen mit Thors Hammer nicht möglich war. Dies erkannte auch unser Dozent, der den Versuch aus Selbstschutz ebenfalls mit den Worten: „Meine Damen und Herren, ich muss doch sehr bitten!", abbrach.

10 – Anatomie 1 – Präparierte Leichen und messerwetzende Professoren

Der Kurs, der am meisten diskutiert und von den Medizinstudenten einerseits erwartet, andererseits aber auch gefürchtet wird, ist der Präparationskurs. Zugegebenermaßen kostete es auch mich einige Zeit, mich daran zu gewöhnen. Dabei ist der am meisten verbreitete Irrglaube, dass es sich um „frische" Leichen handelt. Dem ist aus nachvollziehbaren Gründen nicht so; man muss sich vorstellen, dass sich so ein Kurs fast über ein Jahr hinzieht, und jede Leiche in dieser Zeit deutlich ins Verwesungsstadium übergehen würde. Aus diesem Grund werden die Leichen vorher fast ein Jahr mit einer Formaldehydlösung „haltbar" gemacht, was ihnen ein seltsam wächsernes Aussehen verleiht. Dennoch braucht es einige Stunden und Überwindung, bis man sich daran gewöhnt hat. So ist es nicht verwunderlich, dass Anatomieprofessoren eher zu den ungewöhnlichen Zeitgenossen zählen, deren Kommentare und Sprüche nichts für Zartbesaitete sind. Ein Beispiel dafür ist die Frage unseres Professors, ob wir den großen Halsmuskel kennen würden. Daraufhin antwortete meine Kommilitonin Dagmar begeistert, sie könne ihn uns zeigen, spannte ihren schlanken Hals an, und tatsächlich trat der Muskel deutlich hervor. Dies sorgte bei unserem Professor für ein wonniges Grinsen, das er mit: „Oh! Sehr schön. Sie würde ich sehr gerne mal präparieren", glucksend kommentierte. Wir alle spürten in diesem Moment den eisigen Hauch des Todes, der Dagmar von nun an mit jedem begehrlichen Blick des Professors auf ihren Hals umwehte.

11 – Anatomie 2 –

Die Mysterien des Penis

Einer unserer Anatomieprofessoren war bekannt für seine nicht zimperlichen Äußerungen. Diese hatten tatsächlich dazu geführt, dass es ihm untersagt wurde, weiterhin Vorlesungen zum männlichen und weiblichen Genital zu halten. Was ihn aber nicht davon abhielt, darüber zu sprechen. So erfuhren wir, dass er einer Studentin zur Manneskraft ihres Freundes gratulierte, da sie bei der Präparation des Penis nach dem Knochen darin gesucht hatte. Die Vorlesung zur Mundhöhle nahm er dann zum Anlass über das Phrenulum linguae, das Zungenbändchen, auf ein anderes Phrenulum zu kommen, nämlich das des Penis. Und da er nun schon mal beim Penis war, wäre es auf Grund der Größe nur folgerichtig, über den des schwarzen Mannes zu sprechen. Als sich die gesammelte Damenbesetzung der besonders eifrigen ersten Reihe im Kollektiv zum Verlassen des Vorlesungssaals erhob, rief er denen hinterher: „Aber, aber meine Damen. Sie haben noch genügend Zeit. Der nächste Flieger nach Kenia geht erst in ein paar Stunden."

12 – Das WG-Leben 3 –

noch mehr Urin und Kochen als Abenteuer

Ja, ich gebe es zu! Auch ich lebte bis zum Beginn meines Studiums feudal im Hotel Mama mit All-Inclusiv-Service. Ja, und auch ich wusste das damals nicht zu schätzen, hatte sogar die Nerven, mich zu beschweren, wenn meine Mutter beim Essen nicht meinen Geschmack traf, was selten vorkam. Nach meinem Auszug lag nicht nur die anspruchsvolle Aufgabe vor mir, mich mit der Zubereitung von Mahlzeiten zu beschäftigen, sondern dies auch in einer kleinen, eher spärlich ausgestatteten WG-Küche zu bewerkstelligen. Unsere Küchenzeile verfügte über zwei Herdplatten, eine Spüle und den Kühlschrank. In einem wackeligen Holzregal standen ein Mini-Backofen und eine Mikrowelle. Die Aufgabe erschien relativ simpel: Überbackene Putenfilets aus dem Mini-Backofen sollten mit Semmelknödeln zu einem leckeren Mahl vereinigt werden. Selbstverständlich waren zahlreiche Anrufe an meinen Telefonjoker, Mama, notwendig, um jeden Schritt abzustimmen. Ich nehme vorweg, dass das Gericht nicht, wie geplant geriet, bin aber bis heute der Meinung, dass dies nicht meine Schuld war! Nein, ich wurde auf der einen Seite Opfer der Technik, auf der anderen eines sprachlichen Missverständnisses. Die Frage meiner Mutter nach einem für die Zubereitung notwendigen Backofen, bejahte ich aus tiefster Überzeugung. Schließlich war der kleine weiße Kunststoffkasten mit dem Drehschalter, der ihn gleichzeitig einschaltete und die Zeit regulierte, für mich ebenso gut wie der meiner Mutter zu Hause. Entweder war das ein Trugschluss, oder aber die Tatsache, dass ich die Putenfilets noch tiefgefroren in die Auflaufform legte, war die Ursache des Problems. Was ich blubbernd und irgendwie seltsam riechend aus dem Kasten barg, erinnerte eher an Ötzi nach drei Wochen Höhensonne. Beim Versuch, davon ein Stück abzuschneiden, zerbrach ich fast die Klinge unseres Ikea-Bestecks, denn, was außen zu viel angekommen war, hatte das Innere überhaupt nicht erreicht, dort herrschte noch eisige Kälte. Es wäre schön gewesen, wenn hier die Essenkatastrophe geendet hätte, wir erinnern uns aber, dass als Beilage Semmelknödel gereicht werden sollten. Hier hatte meine Mutter mich angewiesen, wobei sie schon einkalkulierte, dass ich das Kochgeschick eines Höhlenmenschen hatte, die Klöße zuvor aus dem Plastikbeutel zu nehmen. Nachdem ich fast eine halbe Stunde, zunächst staunend, dann immer skeptischer, in den Kochtopf gestarrt hatte und darauf wartete, dass sich aus den einzelnen Krumen die bekannten Knödel formieren sollten, klärte meine Mutter mich darüber auf, dass sich ihr Hinweis nur auf den ersten Beutel bezog, nicht auf die einzelnen kleinen Beutel. Es war also an der Zeit, das missglückte Experiment zu entsorgen. Als ich die Kloschüssel öffnete, erwartete mich der krönende Abschluss: Wie bereits erwähnt, stammte eine meiner Mitbewohnerinnen, Hedi, aus Tunesien. Verschiedene, lokale Gegebenheiten sind durchaus sinnvoll, wenn sie lokalbezogen bleiben. Hedi hatte zur Angewohnheit, nur zu spülen, wenn das Ausscheidungsprodukt nicht mehr in eine ihrer Hände passte. Diese Beschreibung verwendete sie tatsächlich, wobei sie mir dankenswerterweise ersparte, zu demonstrieren, ob sie diese Mengenangabe stets überprüfte. Als ich so in die Kloschüssel starrte, nahm ich mir vor, nur noch tunesische Mitbewohner/innen zu akzeptieren, die die Hände eines Säuglings besitzen.

13 – Vorlesungserfahrungen 2 –

Das Häschen und die Schwerkraft

Direkt am Anfang des Studiums wurde uns beigebracht, wie sich ein richtiger Student zu verhalten habe. Es wurde nicht geklatscht, sondern auf den Tisch vor sich geklopft. Wenn man einen freien Platz in der Mitte in einer ansonsten besetzten Reihe einnehmen wollte, rückten die Anderen nach vorne und der Platzsuchende nutzte die hintere Sitzfläche als Weg. An sich eine gute Idee, folgendes Erlebnis zeigt aber, dass dies durchaus Gefahren birgt. Eine Kommilitonin, die ein Bekannter angesichts ihrer Leibesfülle etwas hämisch als ‚das Häschen' bezeichnete, hatte die Angewohnheit, fast immer zu spät zu kommen. Ob es daran lag, dass es sie Zeit kostete, sich aus ihrem Wagen, einem Fiat Cinquecento, zu schälen, wiederum geht diese Einschätzung auf meinen Kommilitonen zurück, kann ich nicht sagen. Fakt ist aber, dass es tatsächlich so wirkte, als würde sie ein zu enges Kleidungsstück anziehen, anstatt in ihren Wagen einzusteigen. Bildlich wirkte sie dann wie die große und unförmige Figur Bowser im Nintendo Spiel

Mario Kart. Eines Tages hoppelte also, um bei der Namensanalogie zu bleiben, unser Häschen, wieder einmal zu spät dran, über die hinteren Sitzflächen, um einen freien Platz in der Mitte zu erreichen, als es einen Schlag tat. Böse Zungen behaupten, dass die Erschütterung des Bodens im geologischen Institut seismographisch registriert wurde, als ‚das Häschen' einen der Sitze aus seiner Verankerung riss und hart auf dem Boden aufschlug. Über den Verbleib der auf dem Stuhl sitzenden Person, die mit in die Tiefe gerissen und unter der Leibesfülle begraben wurde, ist wenig bekannt. Die Gerüchte reichen vom Verbleib in einer Hautfalte bis zum heutigen Tage bis hin zum Verschmelzen mit dem Erdkern.

14 – Vorklinik – Hellsichtige Psychologen

Zu der Grundausbildung eines Medizinstudenten gehören Kenntnisse im Bereich der medizinischen Psychologie. Im Gegensatz zum überwiegenden Teil meiner Kommilitonen für mich ein Fachgebiet, dem ich großes Interesse entgegenbrachte. Zu meinem Leidwesen wurde ausgerechnet dieses Fach auf ein Pflichtseminar von zwei Wochenenden komprimiert. Natürlich wurde zur Planung dessen zunächst eine zweistündige Vorveranstaltung abgehalten, zu der uns Dozentin Professorin unaussprechlicher Doppelname, (Frau Leuthheusser-Schnarrenberger) wäre vor Neid erblasst, herzlich begrüßte. Nachdem sie uns ausreichend Zeit zubilligte, um im Hier und Jetzt anzukommen und die Präsenz des Raumes zu erspüren, kam sie schnell zum wichtigsten Punkt der Veranstaltung: dem voraussichtlichen Seminartermin. Geplant war das Seminar für Januar, das Treffen fand im November des Vorjahres statt.

„Ich spüre, dass etwas in mir ist ..." So lauteten die einleitenden Worte der Dozentin. Wir warteten gespannt auf die Auflösung des Rätsels. Was war nur in ihr? Unbändige Freude, ein bösartiger Parasit, fünf Kleinwüchsige, die auf den Schultern des jeweils anderen Standen und ihre äußere Gestalt wie ein Kostüm trugen? Sie ließ uns einen Moment lang im Ungewissen. Es war kaum zum Aushalten!

Dann endlich vollführte sie eine theatralische Geste, bei der die wallenden Ärmel ihres Kleidhosenanzughybrids zurückrutschten und den Blick auf ihre Handgelenke freigaben, die von je zwanzig klirrenden Armreifen eingefasst waren. „Ich spüre, dass ich zum Zeitpunkt des Seminars", man rufe sich in Erinnerung zurück, dass sie von einem Termin drei Monate in der Zukunft sprach, „krank sein werde. Bereits jetzt verspüre ich ein unangenehmes Kratzen im Hals." Mit abgeknicktem Handgelenk betasteten ihre Fingerspitzen vorsichtig das Dekolleté. Ich werde wohl nie erfahren, ob tatsächlich das Halskratzen oder eine bengalische Bergeule ihr den zukünftigen Krankheitsausfall einflüsterte. Ihr Entschluss hingegen war unumstößlich: Das Seminar musste um einen weiteren Monat verschoben werden. Doch das nächste Problem stand schon ins Haus.

„Dieser Termin ist jedoch ebenfalls nicht möglich", sie war sichtlich ermattet von den Anstrengungen ihrer zehnminütigen Präsenz. „Dieser Raum wird zu diesem Zeitpunkt nicht verfügbar sein, und wir benötigen die Energie dieses Raums. Wir müssen um einen weiteren Monat verschieben."

Das führte dazu, dass unser Seminar um fast ein halbes Jahr verschoben wurde.

15 – Das WG-Leben 4 –

anspruchsvolle Wohnsituationen

Als Student sieht man sich mit allerlei Widrigkeiten konfrontiert. Die Wohnsituation ist eines der heikelsten Themen. Der Wohnraum ist knapp und der verfügbare teuer. Und hat man tatsächlich ein bezahlbares Objekt gefunden, kann dies durchaus seine Tücken haben.

Eine meiner Kommilitoninnen zeigte uns begeistert ihre Wohnung, die aus einem Zimmer, Küche und Bad bestand. Für einen Studenten gleichbedeutend mit einer Villa mit Hubschrauberlandeplatz. Im Detail offenbarten sich dann aber einige Schwächen. So war das Bad in einem separaten Raum untergebracht, der über einen Innenhof erreicht werden musste, was im Winter den Komfort doch etwas einschränkte. Wobei der Vermieter mitgedacht hatte. Ihre Wohnung verfügte nämlich über mindestens zwei Temperaturzonen. Während das Schlafzimmer, der hinterste Raum, beheizbar war, handelte es sich bei der Küche um einen Balkon, in den man Fenster eingesetzt hatte. Das gab dem Ganzen zwar die Anmutung eines Raumes, mangels Isolation war es dort aber fast so kalt wie draußen. Für den Toilettengang im Winter konnte sie sich also zunächst in der Küche runterkühlen lassen, um dann über den Innenhof das Bad, selbstverständlich ebenfalls unbeheizt, zu betreten. Das Thema Bad scheint in Studentenwohnungen ein Großes zu sein. Meine Kommilitonin konnte so glücklich sein, zumindest zu einem Zugang zu haben. Als ich für mein WG-Zimmer einen Nachmieter suchte, stellte sich ein gleichaltriger Mann vor, der völlig aus dem Häuschen war, in meiner WG tatsächlich Dusche und Toilette zu haben. Momentan wohne er in einem Zimmer mit Waschbecken. Selbstverständlich war auch sein Vermieter kein Unmensch, denn im gegenüberliegenden Schwimmbad war schließlich alles, was er benötige. Klar, dass die Dauerkarte nicht in der Miete inbegriffen war. Ich traute mich auch nicht, ihn zu fragen, was denn passiere, wenn er nachts mal musste. Ich erinnere mich noch an eine Wohnung, die mir angeboten wurde, in der die Dusche in der Küche war, mitten im Raum wohlgemerkt. Gekrönt wurde das zweifelhafte Duschvergnügen nur noch durch die Tatsache, dass die Vermieterin im Haus wohnte und sich das Recht vorbehielt, jederzeit die Küche als Transitbereich zu nutzen, um auf dem anliegenden Balkon ihre Wäsche aufzuhängen.

16 – Arbeitsmedizin –

Quecksilberbeißer

Im Fach Umweltmedizin, das zur Arbeitsmedizin gehört, werden auch Schwermetallvergiftungen behandelt. In einer Gruppenarbeit sollten wir Symptome einer Quecksilbervergiftung vorstellen. Durch das Quecksilber kann sich das Zahnfleisch dunkel verfärben. Schnell entstand die lustige Idee, aus dem James Bond-Film das Bild des Beißers mit den Metallzähnen zu nehmen. Der visuelle Reiz reichte uns aber noch nicht, so dass wir das Erscheinen des Bildes mit einem ‚Muh-Sound' effektvoll in Szene setzten. Der große Tag der Präsentation kam, und unser Dozent betrat in Begleitung eines hageren Herrn den Vorlesungssaal. Bevor wir zu unserem Vortrag kämen, so der Prof, wäre es ihm gelungen, einen betroffenen Patienten mitzubringen. Das Wort hatte nun der dünne Mann mit der runden Brille, der mit immer wieder brechender Fistelstimme von seinem Martyrium, der Quecksilbervergiftung, erzählte. Wie keiner der Ärzte die eher unspezifischen Symptome gedeutet habe und wie ihm schließlich während des Zähneputzens die Verfärbung seines Zahnfleischs aufgefallen sei, das Zeichen, das die Ärzte endlich auf den richtigen Weg geführt habe.

Mittlerweile saß ich, als der Vortragende unserer Gruppe, in einer Pfütze meines Angstschweißes. Ich stellte mir vor, wie das dünne Kerlchen reagieren würde, wenn wir den Gipfel seines Leids mit einem Muhen und dem Beißer kommentierten. Gerettet wurde ich in zwei Stufen. Zunächst verließ der Patient, der einen Folgetermin hatte, den Vorlesungssaal vor Beginn meines Vortrags, und dann war das Bild des Beißers derart verschwommen, dass unser Dozent es tatsächlich für ein Fallbeispiel hielt. „Donnerwetter. Das nenne ich Engagement, dass Sie extra nach einem Bild gesucht haben." Den Ton hatten wir bereits zuvor abgestellt, zum Glück!

17 – Gynäkologie 1 – Die Motte aus der Vagina

Zugegeben mir fehlt für die Gynäkologie eine grundlegende Begeisterungsfähigkeit. Das wurde mir spätestens klar, als eine unsere Dozentinnen ihre Motivation, sich dafür zu entscheiden, wie folgt erklärte: „Die weibliche Inkontinenz ist nicht nur mein Forschungsgebiet, sondern auch mein liebstes Hobby." Wie ernst sie es damit meinte, lässt sich nicht eindeutig sagen – der Arztkittel bedeckt ja glücklicherweise die sensibelsten Bereiche.

Natürlich hat das Fach aber auch noch andere Themen zu bieten. Wer hat nicht Tränen in den Augen, wenn in einem Hollywoodstreifen die Wehen einsetzen und, eine Handvoll Handtücher und eine Schüssel warmen Wassers später, die überglückliche Mutter ihr blankpoliertes Neugeborenes im Arm hält? Leider liegen hier, wie so oft, Wirklichkeit und Filmversion weit auseinander. Zahlreiche Vorlesungen nahmen sich des Themas an, wobei mir zwei besonders in Erinnerung geblieben sind. Eine derselben befasste sich mit dem Weg des Säuglings durch den

Geburtskanal, auf dem sein Körper und insbesondere sein Schädel in grotesker Art und Weise gestaucht und zusammengedrückt werden. Der Dozent, der uns dies näherbringen wollte, brachte ein Modell dafür in den Vorlesungssaal. Ein weiblicher Unterleib nebst Säugling, von einer fleißigen Näherin mit faserigen Stricken aus Fetzen gegerbten Leders hastig zusammengezimmert. Von einem Rind, das wohl noch zu Kaiser Wilhelms Zeiten auf der Weide graste. Endlich war der große Moment gekommen. Der Leder-Säugling war bereit, das Licht der Welt zu erblicken, und wurde von unserem Dozenten etwas unsanft aus der kuhhäuternen Vagina gepresst. In dem Augenblick, da das Köpfchen den Geburtskanal verlassen hatte, nutzte eine dicke Motte die entstehende Öffnung, um ebenfalls Mutter und Kind Lebewohl zu sagen. Während die Zuhörerschaft, stumm vor Erstaunen und ihren Augen nicht trauend, dem Flug des Phönixes aus der Vulva nachsah und sich fragte, welche Überraschungen Lederlottchen und ihr Nachwuchs wohl noch im Innern verbargen, reagierte unser Dozent blitzschnell. „Stirb, du Mistvieh!", entfuhr es seinen Lippen, während er, den Leder-Säugling an den Füßen haltend und als Dreschflegel nutzend, auf die wehrlose Motte einschlug. Seine kunstvoll aufgetürmte Haartolle geriet bei dem ekstatisch eruptiven Manöver zunächst in Schieflage und hing ihm schließlich strähnig im schweißnassen Gesicht, da in Folge der Erhitzung seiner Kopfhaut die Pomade vollends den Dienst versagte. „Und so, meine Damen und Herren", wandte er sich an das verstörte Publikum, „wird ein Kind geboren."

18 – Gynäkologie 2 – Reale Geburten, Strohhalme und Räder

Nach dieser eindrucksvollen theoretischen Einführung sollte die Praxis nicht mehr lange auf sich warten lassen. Wir wurden in Zweiergruppen nachtdiensthabenden Assistenzärzten zugeteilt, um live und in Farbe eine Geburt zu erleben. In meiner Nacht schien kein Ungeborenes den beschwerlichen Weg in unsere Welt antreten zu wollen. Interessanter war da schon die Nacht eines Studienkollegen, dessen Namen adelig imponierte. Waren wir Normalsterblichen dankbar, an einer renommierten Universität Medizin studieren zu dürfen, musste in seinem Fall die Hochschule es zu schätzen wissen, dass Georg sie mit seiner Anwesenheit beehrte. Wir studierten, um Ärzte zu werden, Georg hingegen, um diese offenkundige Tatsache zu bestätigen. Während er bereits wusste, dass er Arzt war, hatte die Welt bedauerlicherweise keine Ahnung davon. Die Assistenzärztin, die mit ihm den Nachtdienst verbrachte, sollte aber Zeugin von Georgs gottgegebenen Arztqualitäten werden. Etwas verwundert ob des Verbleibs des ihr zugeteilten Studenten wurde die selbst erst seit wenigen Jahren im Beruf tätige Ärztin zu einer Erstgebärenden gerufen. Vor der Tür wurde sie von einer Angehörigen mit den Worten abgefangen: „Sie brauchen nicht ins Zimmer zu gehen, Schwester. Der Arzt ist bereits da."

Die Szenerie im Zimmer mutete dann skurril an. Hierzu soll erklärend gesagt werden, dass die Möglichkeiten der Geburt heutzutage vielfältig sind. So manche Klinik gleicht einem Erlebnisbad oder einer Freizeitstätte, in der es Wannen, aber eben auch das sogenannte Romarad gibt. In diesem ist es der Gebärenden möglich, in aufrechter Haltung ihr Kind zur Welt zu bringen. Dabei erinnert das Vehikel an ein Rhönrad mit gepolsterter Hängematte. Wie der Direktor eines Jahrmarktes, nahm Georg die junge Dame an die Hand und führte sie, die ihre Senkwehen bereits in eine gekrümmte Haltung gezwungen hatten, durch sein Reich der Attraktionen. Ließ sie dieses und jenes Vehikel probieren, schließlich sollte ihr ein unvergessliches Erlebnis bereitet werden. Das sollte ihm gelingen, denn als die junge Ärztin das Zimmer betrat, befand sich die ahnungslose Erstgebärende in eben jenem Romarad, vor ihr kniend, mit einer Schüssel warmen Wassers und einige Handtüchern bewaffnet, Oberarzt Prof. Dr. Dr. Georg von Zork, der der jungen Frau aufmunternd: „JA! GUT SO! JETZT PRESSEN!", zurief, um sich im nächsten Augenblick umzudrehen und die entgeisterte Assistenzärztin mit den Worten zu beschwichtigen: „Sie können ruhig Kaffee trinken gehen, ich habe alles im Griff."

19 – Gynäkologie 3 – Giotto, eine Vagina und das Untergeschoss

Die Gynäkologie ist ein Fach der Höhlen, deren Dunkelheit nur durch ausgefeilte Technik erhellt werden können. Eine solche Technik ist der Ultraschall. Was den meisten nur als oberirdische Variante bekannt ist, um zum Beispiel die Organe des Bauchs zu zeigen, lässt sich auch für die Höhlenforschung einsetzen. Bevor nun die Herren höhnisch auflachen, möchte ich anmerken, dass auch der Urologe über ähnliches Instrumentarium verfügt.

Zurück zur gynäkologischen Ultraschalluntersuchung, der ich nicht nur beiwohnen, sondern die ich sogar selbst durchführen sollte. Der an einen Hightech-Dildo oder das quasselnde Ding in Kim Basingers Handtasche im Film „Meine Mutter ist ein Alien" erinnernde Schallkopf, muss vor der, für die Untersuchung notwendigen, Penetration, natürlich mit einem Gleitgel geschmeidig gemacht werden. Dumm nur, wenn das aufgebraucht ist. So erhielt ich die ehrenvolle Aufgabe, mich zunächst in der Gleitgelbeschaffung zu beweisen. Die nächst gelegene Apotheke war geschlossen. Was lag also näher, als die Urstätte jeden Gleitgels aufzusuchen? Den Ort, an dem nicht nur das Gesuchte angeboten wird, sondern wo eine verwirrende Anzahl bewegter und nicht bewegter Bilder die vielfältigen Einsatzmöglichkeiten eindrucksvoll illustrieren: den Sexshop. Nachdem ich mit leichten Schweißperlen auf der Stirn das mannshohe Regal mit den verschiedenen Gleitflüssigkeiten durchgearbeitet hatte und noch überlegte, ob der anregende Ambraduft dem Zweck eher zu- oder abträglich sein würde, eilte mir die Ladenchefin zu Hilfe. Aschblondes Haar, das mit den Spurenelementen einer in der Auflösung begriffenen Dauerwelle an welke Blätterranken erinnerte, säumte ihr Gesicht. Eine von tiefen Furchen durchzogene Kraterlandschaft, ähnlich der Mondoberfläche nach einem Atomkrieg, die in der stimmungsvoll hartweißen Neonbeleuchtung zart glänzte. „Junger Mann, kann ich Ihnen helfen?", fragte sie und stemmte ihre fleischigen Hände in die Hüften. „Sie sind ja völlig überfordert." Nach dieser Feststellung zwinkerte sie mir zu. Ich holte tief Luft und sah auf die Uhr. Keine Zeit mehr! Also nickte ich hastig, in der Hoffnung, die Königin des Coituspalastes würde in ihrer unermesslichen Güte mich Unwissenden mit der geeigneten Glitschschmiere versorgen. „Wie trocken ist sie denn?", fragte die Fachverkäuferin ungeniert und ließ einige gelbliche Zahnstummel sehen.

Ich zuckte mit den Schultern. Woher sollte ich denn das wissen?

Mein Zögern wurde indes falsch gedeutet. Sie rückte etwas näher an mich heran, und ich vermochte den lieblichen Duft von Zwiebeln und scharf angebratenem Hack in ihrem Atem zu riechen. „Oder ist es ein Er?", fragte sie, woraufhin ihr Grinsen noch breiter wurde. Ich unterdrückte den imperativen Brechreiz und spie ein: „Sie! Es ist eine Sie!", aus.

Ihre fleischigen Finger begannen mit der Arbeit. Wie eine Kolonie fleißiger Ameisen bekrabbelten sie die zum größten Teil grotesk bunten Tuben und Flaschen. Mit dem Arsenal hätte man Free Willy zurück ins Meer schlittern lassen können und das über grobkörniges Schmirgelpapier, ohne dass er eine Blessur davongetragen hätte. Plötzlich machten ihre tastenden Finger Halt und ergriffen eine dunkle Tube, die sie mir dann überreichte. Der Heilige Gral der Wichsschmiere. Ich atmete erleichtert auf und wollte so schnell aus dem Laden, dass ich mir die Tube nicht genauer anschaute. Ein Fehler, wie sich später herausstellen sollte. Mit der Tube, dezent verpackt in einer schwarzen Plastiktüte, die den Inhalt mindestens genauso zurückhaltend herausschrie wie die Abbildung mehrerer Nackter im Kopulationsmarathon – wo um Gottes willen gibt es ansonsten schwarze Tüten? – verließ ich den Laden. Meine Assistenzärztin erwartete mich schon ungeduldig. Unsere Patientin war bereits da. Ich nahm vor ihr Platz, holte die Tube aus der Tüte und erstarrte im gleichen Moment. In fetten roten Lettern war ein Wort darauf gedruckt, das sich mit Sicherheit nicht im Duden finden lässt: Analflutschi. Scheinbar waren der Fachverkäuferin doch Zweifel hinsichtlich des Geschlechts der zu beglückenden Person geblieben oder sie wollte einfach sichergehen, dass es eben flutschte. Egal in welchen Eingang. Zu meinem Glück war meine Patientin nahe eines dreistelligen Alters und bereits dabei, sich ihres Slips zu entledigen. Auch die Assistenzärztin schien nichts von der treffenden Tubenbezeichnung gesehen zu haben. Vor Aufregung zitternd, klatschte ich eine Handvoll Analflutschi auf den Schallkopf und versuchte, mir nervös Zugang zu verschaffen. Nicht so einfach, da der Ort des Geschehens durch einen Rock verdeckt wurde. „Moment junger Mann!", kommentierte die Patientin umgehend meinen zarten Andockversuch. „Einen Besuch im Untergeschoss hatte ich nicht eingeplant. Ist nicht aufgeräumt." Daraufhin ließ sie ein krächzendes Lachen hören, das sich im Klang von aufeinander reibenden Metallteilen kaum unterschied.

Ich atmete tief durch und fand schließlich doch den richtigen Eingang. Zunächst vertieft in die Bilder, die mir der Ultraschall zeigte, stahl sich nach und nach ein Geräusch in meine Wahrnehmung. Ein … Kauen. Ich sah zu der

Patientin hinauf und tatsächlich. Ihre Kiefer malten und kauten. Als ich gerade überlegte, ob es womöglich einen speziellen Reflex gab, den ich durch meine Untersuchung ausgelöst hatte, hielt mir die gute Endneunzigerin etwas hin. „Junger Mann. Auch ein Giotto?", fragte sie, um sich, da ich mit der Antwort zu lange zögerte, den zuvor mir angebotenen Gebäckball selbst in den kauenden Schlund zu werfen.

Da ich der netten Dame gegenüber ungern unhöflich erscheinen wollte, gelang es mir gerade soeben noch, mit den Schultern zu zucken und zu stammeln: „Wirklich nett von Ihnen, aber momentan habe ich alle Hände voll zu tun."

Sie zwinkerte mir verschwörerisch zu. „Keine Angst, ich hebe Ihnen einen auf."

20 – Gynäkologie 4 – Fruchtblasen und Fortissimo

Der Dozent unserer nächsten Gynäkologievorlesung war ein dürrer, weißhaariger Riese mit einer großen Brille, die er auf dem Höcker seiner ebenfalls riesigen Nase zu balancieren schien. Ich fragte mich, wie viel Zeit er wohl damit zubrachte, exakt diesen Punkt auf dem Höcker zu finden, so dass die Brille in perfektem Gleichgewicht zwischen seiner Nasenspitze auf der einen und seinem Gesicht auf der anderen Seite zu schweben schien. Ich musste mich zurückhalten, ihm nicht bereits für diese Leistung zu applaudieren.

Er stellte sich vor das Oratorium und richtete das Wort insbesondere an die anwesenden Damen. Diese, so führte er aus, hätten eine nicht objektivierbare Angst vor der Geburt. „Ich habe Ihnen einen Film mitgebracht, der Ihnen Ihre Ängste nehmen wird. Wenn Sie sehen, wie wunderschön dieses Ereignis ist." Dazu lächelte er breit, so dass auch seine vorderen Backenzähne zu sehen waren. Die Entspannung, selbst der männlichen Studenten, war förmlich zu spüren. Gebannt betrachteten wir die Leinwand. Unser Dozent hatte uns mitgeteilt, dass er nicht nur für Kamera und Schnitt verantwortlich zeichnete, sondern darüber hinaus sein Werk passend vertont habe. Er habe sich für „Also sprach Zarathustra" von Richard Strauss entschieden.

Das ließ Großes erwarten.

Zunächst war nur die dunkle Leinwand zu sehen, und die ersten Fanfarenklänge ertönten aus den Boxen. Das läuft ja mal gut an, dachte ich und sah zu Cora hinüber, die rechts neben mir in der Reihe saß und nach eigener Aussage von einer Schwangerschaft so weit entfernt war wie China von freien Wahlen. Sogar sie sah entspannt aus. Dann passierte es! Die Leinwand zeigte noch Schwärze, als die Musik von einem martialischen Schrei zerrissen wurde.

So kann nur jemand schreien, dem bei lebendigem Leibe die Haut abgezogen und das wunde Fleisch mit Salz eingerieben wird, dachte ich und spürte Übelkeit aufsteigen.

Die fensterscheibengroßen Brillengläser unseres Dozenten begannen bedrohlich zu klirren. Ich glaubte zu sehen, dass sich feine Risse darin bildeten.

Dann war das Bild nicht mehr schwarz – und keiner hätte uns auf den Anblick vorbereiten können, der sich uns bot. Jeder im Saal sog hörbar die Luft ein.

Da waren nur Blut und blutbeschmiertes Fleisch. Erst nach dem zweiten ängstlichen Hinschauen erkannte ich, dass es sich um die Oberschenkel der Gebärenden handelte, in deren Mitte eine leicht behaarte Rundung nach außen drängte. Nicht nur das Geschrei war mittlerweile auf ohrenbetäubende Stärke angeschwollenen, auch die hinterlegte Begleitmusik entfesselte ihre volle Kraft. Unser Dozent hatte den Blick ebenfalls zur Leinwand gewandt. Sein Gesicht sah feucht aus. Ob es Tränen der Freude oder des Leidens waren, konnte ich nicht sagen. Mit sich überschlagender Stimme schrie er der wie Donner grollenden Musik und den tief ins Bewusstsein schneidenden Schmerzensschreien der Gebärenden entgegen: „PASSEN SIE AUF, MEINE DAMEN UND HERREN! BEIM ERSTEN FORTISSIMO IST DAS KÖPFCHEN DRAUSSEN!"

Und tatsächlich! In der absoluten Klimax der Kakofonie wurde der Kopf des Neugeborenen sichtbar. Die Damen im Auditorium allerdings schienen nicht besonders beruhigt. Ich schaute zu Cora hinüber. Ihr Gesicht war starr vor Entsetzen, und ich glaubte, einige Strähnen grauen Haares in ihrer kunstvoll zusammengeklammerten Haarpracht zu sehen. Für einen Moment rang ich mit mir, ihren Puls zu fühlen, da ich befürchtete, dass bereits die Leichenstarre eingesetzt hatte.

„IST DAS NICHT GROSSARTIG?", unser Dozent hatte seine riesige Brille vom Höcker genommen, um die tränennassen Augen zu trocknen. Der Gedanke, ob er es je wieder schaffen würde, den richtigen Punkt für die Brille auf dem Höcker zu finden, schoss mir durch den Kopf, drang aber nicht wirklich in mein Bewusstsein vor. Die Bilder auf der Leinwand überforderten mich. Ich sah Cora an, die ebenfalls den Blick abgewandt hatte und mich ansah. „Jetzt brauche ich einen Schnaps", sagte sie, und eine einzelne Träne lief ihre linke Wange herab.

21 – Gynäkologie 5 – Finger in den Po, macht nicht froh

Auch im Praktischen Jahr sollte mich die Gynäkologie nicht loslassen. Diese Formulierung wähle ich bewusst, denn tatsächlich geht es im Folgenden ums Zufassen und um Dinge, die an Fingern verbleiben können.

Aber der Reihe nach.

Ein häufiger gynäkologischer Eingriff ist die Hysterektomie, die Entfernung der Gebärmutter. Die operierende Gynäkologin war eine kleine drahtige Frau, die uns jeden Schritt genau beschrieb. Man spürte, dass sie große Freude an ihrer Arbeit hatte. Nachdem die Gebärmutter entfernt war, musste der Vaginalkanal mittels Naht geschlossen werden. Hierzu, so erklärte sie uns, fröhlich und wortreich, wäre es gut, den Kanal mit dem Finger zu stützen. Noch während sie das sagte, versank ihr Mittelfinger, je ‚länger und kräftiger', so ihre Worte, ‚im braunen Salon'. Dass der seinen Namen nicht umsonst trägt, war dem Finger nach erfolgreicher Bergung anzusehen – ihn zierte ein Teint wie drei Wochen Mallorca. „Und jetzt kommt das für mich Beste", schmetterte sie mir entgegen, um im nächsten Moment mit theatralischer Geste, den Gummihandschuh von Hand und gebräuntem Finger zu ziehen. Für einen Moment herrschte Schweigen – es hatte uns allen die Sprache verschlagen. Wir sahen eine Hand, deren Mittelfinger immer noch gebräunt war und in der anderen Hand einen Handschuh, bei dem im Mittelfinger ein großer Riss klaffte. Wenn ich ehrlich bin, traute sich niemand, sie zu fragen, ob sie diesen Moment weiterhin für den Besten hielt.

22 – Urologie und schweißnasse Hände

Das Medizinstudium wird und wurde häufig reformiert, so auch während meines Studiums. Die Prüfung des Chirurgieblocks bestand aus einem praktisch-mündlichen Teil, bei dem, wie bei einem Zirkeltraining, verschiedene Stationen abgearbeitet werden mussten. Der Prüfungsleiter stand dabei in der Mitte und kündigte den Wechsel der Station mit, kein Scherz, einem Pfiff auf der Trillerpfeife an. Die Urologen hatten sich für ihre Station etwas Praktisches überlegt: In den Becher mit ‚echtem' Patientenurin, dem eines Diabetikers, musste ein Teststreifen gedippt und die Diagnose korrekt gestellt werden. An sich keine schwierige Aufgabe, die aber unter Anspannung dazu führte, dass sich der ein oder andere Tropfen Urins über die Hände des Prüflings ergoss. Schlecht für den Pathologen, der die nächste Station betreute und jeden Prüfling nichtsahnend freundlich per Handschlag begrüßte und das mit: „Mann, sind Sie alle aufgeregt, Sie haben ja feuchte Hände", kommentierte, um im Anschluss genüsslich in einen Keks zu beißen, den er mit eben jener Hand ergriffen hatte.

23 – Serbische Medizin und der brasilianische Ring

Neben der Tätigkeit im OP war ich im Praktischen Jahr auch in der Ambulanz eingeteilt. Betreut wurde ich unter anderem von dem serbischstämmigen Assistenzarzt Branko, ein Mann wie eine Naturgewalt: Laut, aufbrausend, ehrfurchtgebietend, aber mit dem Herz am rechten Fleck. Keine Epidemie oder Katastrophe, der Branko nicht gewachsen gewesen wäre. Er wurde nicht müde, mir zu erzählen, wie er im Jugoslawien-Konflikt, (meiner Rechnung nach kann er zu diesem Zeitpunkt höchstens fünfzehn Jahre alt gewesen sein, ein Einwand, den er mit der Hand wie eine lästige Schmeißfliege beiseite wischte), eintausend Menschen mit Durchfall alleine behandelt habe. Nicht überliefert ist, ob er dafür bei jedem Patienten physisch anwesend war oder nur die Hände wie zum priesterlichen Segen hob und die Behandlung wie der Heilige Geist auf die Siechenden überging.

Wie eine Dampflok, schnaubend und ächzend, stampfte Branko durch die Ambulanz, versorgte Patient um Patient, die nur durch zu ziehbare Vorhänge voneinander getrennt waren. Mir blieb nur, hinter ihm herzutrotten, um die Krumen seiner Weisheit aufzulesen, die er, einmal großzügiger, einmal wortkarger, verstreute. Dabei war jedes Wort, jede Bewegung, die dieser Koloss von einem Mann vollführte, eines: laut und oft auch sehr pathetisch. Unsere ersten Patienten an einem besonders ereignisreichen Tag waren ein junges Pärchen von Anfang zwanzig. Der junge Mann, sehr hübsch und freundlich, war sichtlich angespannt, als Branko ihn gewohnt lautstark nach dem Grund seines Besuchs fragte. Seine zaghaften Versuche, den Beschwerden und vor allem ihrer Lokalisation durch indirekte Beschreibung etwas von ihrer Schamhaftigkeit zu nehmen, wurden von Brankos lauter Stimme eingestampft.

„Also, chaben Sie Schmerzen am AFTER!", rief er, wobei sich seine Nasenlöcher blähten wie die Nüstern eines kampfbereiten Stiers. „Warum Sie sagen das nicht sofort?"

Noch bevor der vor Scham rotglühende junge Mann diese, in Brankos Augen nur rhetorische, Frage beantworten konnte, war Branko schon in den Untersuchungsmodus übergegangen. „Ziehen Sie die Chose runter und hier drauf", polterte er und schlug mit der Handfläche auf eine Liege mit Beinstützen, wie sie sonst nur für gynäkologische Untersuchungen bei Frauen verwendet wird. Brankos schwitzender Stiernacken vor der zarten Silhouette eines jugendlichen Unterleibs – ich ahnte zu dem Zeitpunkt nicht, dass mir dieser Anblick noch ein zweites Mal an diesem Tag vergönnt sein sollte.

„AHH!" Brankos Lautstärke näherte sich langsam der Schmerzschwelle. „Ist Abszess! Abszess direkt am AFTER!" Er hatte nun die ungeteilte Aufmerksamkeit der gesamten Ambulanz und wahrscheinlich auch aller Anwohner im Umkreis von fünf Kilometern. Er legte seinen rechten fleischigen Unterarm auf dem Unterschenkel des jungen Mannes ab, räusperte sich geräuschvoll und wandte sein verschwitztes Gesicht mit den vorquellenden Augen seinem Patienten zu. „Chaben wir zwei Möglichkciten, um Abszess zu spalten. Kann ich geben Spritze mit Betäubung in AFTER, tut chöllisch weh, oder", er machte eine Pause, um die Spannung zu steigern, und wischte sich mit dem Handrücken einige verschwitzte Strähnen seines schwarzen Haares aus der Stirn. Man hätte eine Stecknadel fallen hören können, während jeder von uns die Möglichkeit zwei zu ersinnen versuchte. Ich erinnerte mich an „Geh aufs Ganze" die Spielshow mit Jörg Draeger, die ich als Kind gerne gesehen hatte. Der junge Mann wusste nun, was in der Box war, aber, was verbarg sich hinter Tor zwei? Vielleicht Frank Elstner, der ihn mit einem Grinsen darüber aufklären würde, dass er nur ein Opfer in der Sendung ‚Verstehen Sie Spaß?' war?

Branko sog die Luft ein und kündigte so die Auflösung der großen Frage an. „Wir schneiden auf ohne Betäubung. Tut auch chöllisch weh!"

Noch während der junge Mann mit seiner Freundin über diese zwei charmanten Optionen brütete und sein Blick immer wieder sehnsuchtsvoll zum Ausgang wanderte, trafen die nächsten Patienten ein. Die Entscheidung musste vorerst vertagt werden.

Das junge hübsche Mädchen mit dem mindestens doppelt so alten Begleiter, der sich als ihr Freund herausstellte, wurde von Branko übernommen. Ich erhielt den Auftrag, einen Bauchultraschall bei einem mittelalten Alkoholiker mit Leberzirrhose durchzuführen, der bereits in der Nachbarkabine lag. Voller Stolz enthüllte der seinen Bauch vor mir und kommentierte: „Na Dokter, mögen Se meine Süße?"

Gedanklich noch bei dem Abszess des jungen Mannes, kostete es mich einige Momente, um zu begreifen, was er meinte. Breit grinsend streckte er mir seinen aufgetriebenen Wanst entgegen, auf dessen Wölbung eine mit hastiger Tattoonadel hingeschmierte, der Breite der Striche nach, musste es sich um eine Grobstricknadel gehandelt haben, unbekannte „Schönheit" räkelte. Der an sich schon eindrucksvollen Erscheinung verlieh die besondere Stellung der Dargestellten den unverwechselbaren Pfiff: Der Oberkörper, den der Tätowierer scheinbar für nicht allzu wichtig gehalten hatte, verschwand fast vollständig hinter einem Paar voluminöser Oberschenkel, deren Mitte sich dort traf, wo der Nabel des Herrn wie das schwarze Loch im Zentrum unserer Milchstraße thronte. „Se können gerne mal reinfingern!", rief er mir ermunternd zu und langte im gleichen Augenblick mit dem Zeigefinger in seinen Nabel, was er mit einem fröhlichen: „Millemillemille", begleitete, um dann schnell hinzuzufügen: „Dat hat se besonders gern."

Ich bemühte mich um ein neutrales Gesicht und überlegte noch, ob und wie ich das kommentieren solle, da hörte ich Brankos Schnauben in der Kabine neben mir.

„Das glaube ich nicht! NEIN!"

Ich überließ meinen Patienten seiner Unbekannten und ihrer Nabelvagina und riskierte einen Blick in die Nachbarkabine. Dort hatte Branko ohne viel Aufhebens das junge Mädchen in die gleiche Position wie kurz zuvor den jungen Mann gesetzt. Wie schon angekündigt, bot sich mir das bekannte Bild: der gewaltige, schwitzende Hinterkopf Brankos vor der Silhouette zweier gespreizter Schenkel. Sein Schnauben und Ächzen waren so angestrengt, dass ich schon Angst hatte, er würde vornüber in das Behandlungsgebiet kippen. Bevor ich ihn fragen konnte, was um Himmels willen er da überhaupt tat, hörte ich das Grollen seiner Stimme, die von den Schenkeln, die ihn wie eine Kuppel umgaben, zurückgeworfen wurde und sie dadurch eigentümlich verstärkten. Fast glaubte ich, einem Pastor bei der Sonntagsandacht zu lauschen. Nur inhaltlich war das Gesagte sicherlich nichts für das Haus Gottes.

„SPERMA! SPERMA! HIER IST ÜBERALL SPERMA!", spie Branko aus, während er die eben benannte Körperflüssigkeit aus der Vagina der jungen Frau barg, um dann fassungslos hinzuzufügen: „ES IST ALLES VOLL!"

Gerne rekonstruiere ich, was zu dieser Untersuchung führte, denn die junge Frau stellte sich mit einem Abszess in der Achselhöhle vor. Auf Brankos gezieltes Nachfragen – wie er das so schnell in Erfahrung gebracht hatte, ist mir bis heute schleierhaft – erfuhr er, dass sie und ihr Partner einem brasilianischen Ring angehörten. Damit bezeichneten die beiden ein Swinger-, gangbang-Ritual, was mehrere Männer umfasste, aber nur eine Frau, eben jene, aus der Branko, der eigenen Schilderung nach, kübelweise Ejakulat schöpfte. Wer so etwas mache, habe bestimmt Geschlechtskrankheiten, so seine Erklärung, und was ein Gynäkologe könne, sei für einen kriegserprobten Durchfallspezialisten ja wohl erst recht kein Problem.

Es war mir ehrlich gesagt nicht unrecht, die Situation für einen neuen Patienten, der in Polizeibegleitung gebracht wurde, zu verlassen.

Zu unseren Aufgaben gehörten auch die Blutalkohol- und Drogenkontrolle für auffällige Fahrer. Der Mann, ein Ex-Junkie, dem Bekunden nach aber schon lange clean, tat mir wirklich leid. Ich glaubte ihm, dass er nichts genommen hatte, was sich später auch bestätigen sollte. Doch die Beamten sahen das anders. Und so stand nach Blutentnahme und Nüchternheitstest mit Gleichgewichtsübungen noch die Urinprobe an. Ich glaube, dass jeder, der schon einmal eine solche hat abgeben müssen, weiß, wie schwierig das auf Kommando ist. Schwierig ja, aber einfach, verglichen mit dem, was der arme, nervöse Kerl für seine Urinkontrolle durchlaufen musste: Die Urinprobe musste unter meiner Aufsicht abgegeben werden. Eine für sich schon eigenartige Situation, bei halb geschlossener Toilettentür, vor der zwei uniformierte Beamte warten, neben jemanden zu stehen, der versucht, seinen Urin in ein Gläschen zu pinkeln. Mein Patient aber war fest entschlossen, die gestellte Aufgabe zu aller Zufriedenheit zu erfüllen. Mit voller Inbrunst versuchte er, alles aus seinem Unterleib zu pressen. Wirklich alles. Denn, als ich schon dachte, sein knallroter Kopf würde im nächsten Moment wie ein Luftballon zerplatzen, brach er kurzerhand mit einem „Oh oh" ab. Denn nicht vorne, sondern rückwärts wurde sein Unterleib geleert, was uns zwar ein sattes Platschen, aber leider auch ein leeres Röhrchen bescherte.

24 – Auf der Pfanne und nackte Tatsachen

Lehrvisiten sind eine feste Einrichtung, nicht nur in deutschen Universitätskliniken. Für den Patienten hat das etwas von einer Castingshow, nur, dass er nicht der Handelnde ist – diese Rolle übernimmt ein nervös zuckender und meistens aus sämtlichen Körperporen schwitzender Medizinstudent – sondern zum Objekt eben dieses Nervöslings wird. Während also unzählige Augenpaare auf ihn gerichtet sind, lupfen schweißtropfende Hände entweder seine Kleidung oder reißen unsanft ein Pflaster von Körperstellen, die man selbst im Dunkeln niemandem präsentieren möchte, um eben diese für eine breite Öffentlichkeit zum Schauobjekt zu machen. Ein Patient ging daher selbstbewusst in die Offensive, indem er uns pünktlich zu jeder Visite nackt, aber stets mit feschem Hut auf der Stirnglatze am Tisch sitzend empfing.

Eindrücklich war auch folgender Fall, den uns der Chefarzt präsentierte. Eine Dame, die die achtzig bereits überschritten hatte, lag im Bett, die Decke bis zum Kinn hochgezogen. Ihr hochroter Kopf und Schweißperlen auf der Stirn hätten Ausdruck von Schmerzen sein können. Der Chefarzt erklärte uns aber, dass es sich lediglich um die Folgen der Bestrahlung handele, die die Patientin erhielt. Die ‚gesunde' Farbe künde vom Erfolg dieser Therapie. Bevor er aber weitersprechen konnte, wurde er von der Lady mit den Worten unterbrochen: „Nee, nee, junger Mann. Ich bin nur am Pressen. Ich hock nämlich auf der Pfanne." Woraufhin sie die Decke zurückschlug, um dem Gesagten visuell und geruchlich Nachdruck zu verleihen, was ihr auch gelang.

25 – Rumänische Medizin und blöde Kühe

Um ein richtiger Chirurg zu werden, reicht medizinisches Wissen nicht aus, man muss auch von den eigenen Fähigkeiten überzeugt sein. Was alle Anderen selbstverständlich zu Dilettanten degradiert. Dr. Oktadon Klimschu war ein richtiger Chirurg. Als Belegarzt in einem kleinen Krankenhaus, in dem ich ein paar Monate meines Praktischen Jahres ableistete, bot Dr. Oktadon Klimschu ein beeindruckendes Portfolio operativer Eingriffe an, über die man sich bereits vorab auf seiner Homepage informieren konnte. Alle Farben, die der PC-Bildschirm hergab, waren auf der Seite vertreten. Was auf den ungeübten Betrachter so wirkte, als wären Regina Regenbogen und die Glücksbärchis auf LSD übereinander hergefallen und anschließend explodiert, war das durchdachte Werk eines Alleskönners, dem Daniel Düsentrieb der Chirurgie. Alle Eingriffe, die der Michelangelo des Skalpells anbot, wurden mit Fachausdrücken beschrieben, die auch nicht-medizinische Interessenten verstanden. Die notwendige Dramatik erzielte man dadurch, dass diese Begriffe wie ein fleißiger Ameisenstaat über den knallbunten Bildschirm mäanderten. Dass hier ein Profi am Werk war, wusste man spätestens, wenn man las, dass Dr. Oktadon Klimschu ‚Brustkrebsentfernung' anbot.

Chapeau!!!

Wo sich Andere bis heute mit umständlichen und langwierigen Therapien herumschlagen, war Oktadon seiner Zeit weit voraus. Seine Vielseitigkeit stand außer Frage, denn neben Erstgenanntem bot er ebenso ‚Hodenzystenentfernung', ‚Analfissuren' und ‚Prostatabiopsien' an, um nur einen kleinen Einblick in sein Schaffensspektrum zu geben. Dabei verstand er es geschickt, die unnötigen Grenzen fachärztlicher Befugnisse mit universellem Leistungsangebot zu überschreiten. So konnte es dann passieren, dass ein Patient in den Genuss dieser ganzheitlichen Betreuung kam, wenn er in einem Aufwasch von Hodenzyste, Analfissur und Hammerzehe befreit wurde. Besonders im Gedächtnis blieb mir eine Patientin, bei der der Doktor eine Karpaltunneloperation an der Hand durchführte. Auf eigenen Wunsch wurde der Eingriff in einer sogenannten Plexusanästhesie durchgeführt. Dabei ist nur der Arm lokal betäubt, die Patientin aber weiterhin bei Bewusstsein und normalerweise mit Musik mittels Kopfhörern abgelenkt, worauf sie in diesem Fall verzichtete.

Dr. Oktadon Klimschu war ein Mann der klaren Worte und Taten. Reagierte der Assistent auf einen Befehl nicht innerhalb einer Millisekunde, setzte es unverzüglich einen Schlag mit der übergroßen OP-Pinzette auf dessen Fingerknöchel nebst wohlgemeintem Hinweis: „Lass los, du Arschloch!"

Als sich nun der Arm der Patientin, von ihrem Gesicht durch ein grünes Tuch optisch abgetrennt, trotz Zerrens und Biegens nicht in die gewünschte Position bringen ließ, kam der klare Hinweis: „Halt die Scheißhand still, du blöde Kuh!"

Sie sehen, liebe Leser, nicht nur im Flugzeug ist es ratsam, die angebotenen Kopfhörer auch zu verwenden.

26 – Studiumsnachtreffen – der Kreis schließt sich oder alles wird eingefasst von rostbraunen Locken

Entgegen der landläufigen Meinung sind auch uns Ärzten einige Situationen unangenehm. Dass mancherlei Erlebnisse aber derart tief verdrängt werden und erst Jahre später wieder, regelrecht eruptiv, an die Oberfläche geschleudert werden, hätte ich mir niemals träumen lassen.

So traf ich mich vor einigen Jahren mit einigen Kommilitonen, mit denen ich im Rahmen unseres Studiums einen Untersuchungskurs besucht hatte. Bei diesen Kursen untersuchen sich die Studierenden zunächst, unter Anleitung eines Arztes, gegenseitig, später dann Patienten. Die fast obligatorische Weigerung der weiblichen Studenten, sich als Untersuchungsobjekt zur Verfügung zu stellen, ist für mich bis heute unverständlich, war aber eine Tatsache. Umso verwunderlicher war es, dass sich Monika, Sie werden sich an meine WG-Mitbewohnerin erinnern, als einzige Frau im Kurs sofort bereit erklärte, ihr Knie zur Verfügung zu stellen. Dass sie ein Auge auf den smarten Assistenzarzt, der als Kursleiter die Untersuchung vormachte, geworfen hatte, war mit Sicherheit kein unwesentlicher Punkt. Ehe wir uns versahen, hatte Monika auch schon die weiße Jeans abgestreift und sich, in einer fleischfarbenen Miederhose nebst passendem Büstenhalter, auf die Untersuchungsliege gelegt. Den Blick aller Anwesenden nahm aber etwas Anderes gefangen. Etwas, das jeder von uns aus Fremdscham anschließend in die Tiefen seines Unterbewusstseins verbannte. Erst bei eben jenem Wiedersehen und der Erwähnung des Kurses, platzte es aus uns heraus: „Der Untersuchungskurs!"

„Monika und ihre rostbraunen Schamhaare, die aus ihrer Miederhose herauslugten!"

Ja, wir Ärzte sind eben auch nur Menschen!

Stefan S. Kassner

Teil 2

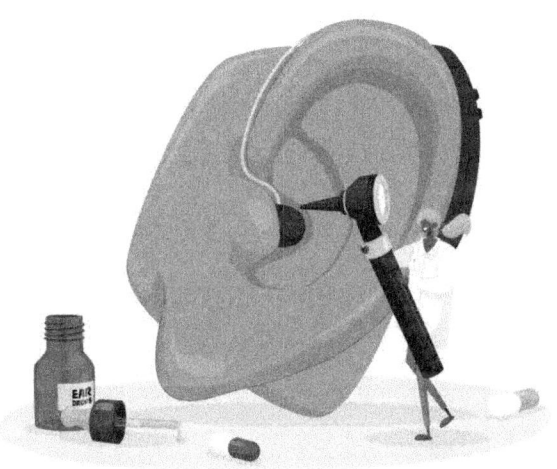

Die Assistenzarztzeit

27 – Zweckentfremdete Haushaltsgegenstände

Die größte Aufmerksamkeit erhalten stets Geschichten über Gegenstände, die, in der Hoffnung eines Lustgewinnes, in eine Körperöffnung eingeführt werden oder Körperteilen als Eintrittspforte dienen sollen. Dabei wundert sich der Behandelnde ein ums andere Mal, dass trotz aller Berichte, die keinen positiven Ausgang verheißen, hartnäckig an diesen Praktiken festgehalten wird. Viele erfahren durch besonders einfallsreiche Personen sogar ein Update.

So musste ein sechzehnjähriger Junge versorgt werden, der nach eigener Angabe versucht hatte, mit einem Pürierstab Wolle aufzuwickeln. Dass er dies nackt oder zumindest mit unbekleidetem Unterleib und in Genitalnähe versuchte, fügte seinem besten Stück einen nicht unerheblichen Schaden zu, der glücklicherweise folgenlos verheilte. Mit Schmerzen in der gleichen Region, jedoch rückwärtig, wurde in einem meiner Praktika in der Notaufnahme ein Adonis mittleren Alters eingeliefert. Die äußerliche Inspektion zeigte keine größeren Auffälligkeiten, und der Herr konnte auch nicht mit Informationen zur Klärung der Ursache beitragen. Somit wurde eine Röntgenaufnahme angefertigt, auf der ein halbrunder Fremdkörper mit einer Ausstülpung sichtbar wurde. Mit der Aufnahme konfrontiert, kehrte das Erinnerungsvermögen des Herrn zurück. Es handelte sich um den Deckel einer Trinkflasche, die häufig in Fitnessstudios ausgegeben wird. Auf Nachfrage, wie die denn dorthin gelangt sei, berichtete er, die Flasche neben der Dusche abgestellt zu haben und dann ausgerutscht zu sein. Der Sturz habe zunächst das afterzentrierte Eindringen der Flasche verursacht, der Versuch des Herausdrehens als Folge den Verlust des Deckels im Enddarm. Doch Rettung nahte bereits. Frau Prof. Dr. Obermüller von der chirurgischen Endoskopie, mit dem benötigten Instrumentarium bewaffnet, stürmte in den Raum mit den Worten: „Junger Mann, machen Sie sich keine Sorgen. Ich habe schon alles aus dem Bobis geborgen, vom geöffneten Regenschirm bis zur entsicherten Handgranate."

28 – Der Fasan und das Mädchen

Was gibt es Schöneres, als im Cabriolet bei geöffnetem Verdeck über die Landstraße zu brausen? Selbst winterliche Kälte kann den Fahrspaß nicht trüben, wenn Frau die Heizung richtig aufdreht. Hingegen können den Weg kreuzende Wildtiere Kopfzerbrechen bereiten oder diesen zumindest verletzen. Das musste eine Achtzehnjährige erfahren, das in unsere Notaufnahme gebracht wurde, nachdem ihr ein Fasan ins offene Cabrio geflogen und zu allem Überfluss mit ihrer Stirn kollidiert war. Glücklicherweise hinterließ er dort nur eine Platzwunde, die genäht werden konnte. Dem Vogel selbst war leider kein gutes Schicksal beschieden. Er verendete kurze Zeit später am Straßenrand, was ein Mitschüler der Patientin, der auch den Rettungswagen verständigte, beobachtete. Er ergriff die Gelegenheit oder vielmehr das Federvieh beim Schopfe, vergrub es zunächst an der Böschung im Schnee, um es auf dem Rückweg von der Schule nach Hause, gut durchgefroren, für die Mittagsmahlzeit wieder auszugraben und mitzunehmen.

29 – Köterlore

Peitschenhiebe. Diese Art von Verletzung hatte ich weder zuvor, noch habe ich sie jemals danach wieder gesehen. Im Falle des jungen Mannes, der in unsere Notaufnahme kam, waren sie glücklicherweise nicht schwerwiegend, was der Tatsache geschuldet war, dass die „Peitschenhiebende" eine fast achtzigjährige Dame war, der man in ihrem Dorf den passenden Namen ‚Köterlore' verpasst hatte. Diese Titulierung steht im direkten Zusammenhang zum Ereignis, dass ihr die Peitsche in die Finger trieb. Lore hatte einen kleinen Hund namens Anton und betrieb einen Tante-Emma-Laden in einem nahe gelegenen Örtchen. Dort verkaufte sie nicht nur Lebensmittel, sondern auch den ein oder anderen ‚Saisonartikel' wie Schuheinlagen oder Pfeifenputzer. Da diese Artikel wechselten, konnte es passieren, dass man Schuheinlagen anfragte und die Antwort bekam: „Schuheinlagen habe ich keine mehr, aber ich habe gerade sehr schöne Bananen reinbekommen."

Anton war Lores Augenstern und hatte einen Ehrenplatz auf einem Kissen gleich neben ihrer klobigen Registrierkasse vorne im Laden. Das brachte ihr den Spitznamen ‚Köterlore' ein. Eines Tages büchste Anton aus und lief auf die Straße. Unser Patient, dessen wenig ansprechendes Äußeres ihm von den Dorfbewohnern den Spitznamen ‚Fischgesicht' eingebracht hatte, war bekannt für seine rasante Fahrweise und auch an diesem Tag mit Bleifuß unterwegs. Das wurde Anton zum Verhängnis. Köterlore musste durch das Küchenfenster mit ansehen, wie Fischgesichts Wagen ihren treuen Liebling überrollte. Anstatt aber schreiend aus dem Haus zu stürmen, griff Köterlore nach ihrer Peitsche, die stets griffbereit an einem Haken neben der Haustür hing, stürmte auf den geschockten Herrn „Fischgesicht" zu und verpasste ihm einen Peitschenhieb, der sich sehen lassen konnte. Ein Akt der Selbstjustiz, der im Dorfbewusstsein großen Anklang fand. Fischgesicht hatte Anton überfahren, dafür peitschte Köterlore ihn aus. Ein klarer Fall von Ursache und Wirkung.

30 – Keimfreie Privatpatienten

Regelmäßig wurden die Klinikbereiche von der Hygieneabteilung auf Einhaltung eben jener untersucht. Angekommen in einem Bereich der HNO-Klinik, in dem Röntgenbilder angefertigt wurden, stellte die zuständige Dame folgende Frage: „Was machen Sie denn, wenn hier jemand mit MRSA untersucht werden muss?" (Anmerkung: Bei MRSA handelt es sich um ein Bakterium, das gegen viele Antibiotika resistent ist und deshalb eine zunehmende Gefahr in der medizinischen Versorgung darstellt).

Die Funktionsdame konnte mit ihrer Antwort die Bedenken der Hygienekraft souverän entkräften: „Nee, das passiert nicht. Wir untersuchen hier nur Privat- und Schlaflaborpatienten."

31 – Einfach ein großer Kopf

Wenn einem Arzt im Nachtdienst eine allergische Gesichtsschwellung angekündigt wird, läuten die Alarmglocken. Die Gefahr ist sehr groß, dass diese Schwellung auf den Hals und die Atemwege übergeht, was schnell zu einer lebensbedrohlichen Situation führen kann. Als mir solch ein Patient avisiert wurde, informierte ich gleich den Schockraum, das ist der Raum in einer Notaufnahme, in dem solche Fälle erstversorgt werden. Das Schockraumteam und ich standen bereit, den Intubationsschlauch in den behandschuhten Händen, als die automatische Doppelflügeltür aufschwang. Zwei Rettungssanitäter traten ein, mit einem Herrn mittleren Alters in ein angeregtes Gespräch vertieft, dieser gemütlich gehend in ihrer Mitte. Das ließ die, wie ein Luftballon aufgeblähte Anspannung, in sich zusammensurren. Getoppt wurde die an sich schon peinliche Situation noch dadurch, dass mein Oberarzt, den ich hinzugezogen hatte, meinte: „Weißt du Stefan. Ich glaube, das ist keine Schwellung. Der Mann hat einfach einen großen Kopf."

32 – Papier im Gehirn

Im Nachtdienst stellte sich ein interessanter Fall in der Notaufnahme vor. Eine junge Frau hatte sich auf einer Party Papier in die Ohren gesteckt, um die laute Musik zu dämpfen. An sich keine schlechte Idee, ungünstig war aber, dass sie es so tief hineingesteckt hatte, dass sie es selbst nicht mehr entfernen konnte. Aufgebracht fragte sie mich, ob das Papier auf diesem Wege in ihr Gehirn gelangen könne, denn sie habe gehört, dass „man davon dumm werden kann." Aus Höflichkeit habe ich diese Frage nicht beantwortet.

33 – Schlaflabor, Kameras und was eher ins Schlafzimmer gehört

Waren Sie schon einmal in einem Schlaflabor?

Beide Begriffe, aus denen diese Bezeichnung zusammengesetzt ist, wollen nicht recht zueinanderpassen. Und tatsächlich kommt wenig Wohlfühlatmosphäre auf, wenn der Patient schlafen soll, nachdem jeder Quadratzentimeter mit einer Elektrode beklebt wurde und er dann eher an das Lichterkettenknäuel auf dem Dachboden erinnert. Als wäre das nicht herausfordernd genug, ist auf das Bett auch noch eine Kamera gerichtet.

Nun liegen die Geschmäcker, was als unangenehm oder womöglich anregend empfunden wird, oftmals weit auseinander.

Ein Beispiel: Tatsächlich hatten wir an einem Samstagnachmittag einen Patienten, den weder Verkabelung noch Überwachung zu stören schienen. Zunächst rege in ein Gespräch mit seiner Freundin vertieft, suchten sie mehr und mehr die Nähe des Anderen. Und ehe wir uns versahen, wurden wir unfreiwillige Zuschauer eines Live-Por-

nos. Ausdrücklich erwähnen muss ich noch, dass das Pärchen so geschickt vorging, dass sich keine der Elektroden vom Körper des Mannes löste.
Respekt!

34 – Wenn die Nase blutet

Nasenbluten ist ein häufiger und meist erfolgreich zu behandelnder Notfall. Zugegebenermaßen sind die Behandlungsmethoden alles andere als angenehm. Ob die achtzigjährige Dame das im Hinterkopf hatte, die mit Nasenbluten gebracht wurde und sagte: „Herr Doktor, ich will nicht mehr, dass etwas gemacht wird. Ich habe mein Leben gelebt", habe ich nicht herausgefunden. Eine andere Patientin, ebenfalls achtzigjährig, rief bei der Verödung ihrer Blutung: „Härn Se uff! Ich will sterben! Härn Se uff, bitte, lassen Se mich sterben!" Nach dem Ende der Behandlung sah sie mich dann irritiert an und fragte: „Was issn passiert?"

Ich: „Sie haben geblutet, aber jetzt ist es wieder gut."

Daraufhin sie überglücklich: „Danke! Sie sind ein Engel – Sie haben mich so gut behandelt!"

Altersmäßig passt zum Abschluss der Fall einer älteren Dame, die aus dem Altenheim in die Notaufnahme gebracht wurde. Dem Pflegepersonal war aufgefallen, dass sie übermäßig schläfrig war. Klärung brachte die Blutuntersuchung mit 2,8 Promille Alkohol.

35 – Nicht deine Nase

Kommunikation ist etwas Spannendes. Sie ist unverzichtbar in unserem Umgang miteinander, kann aber auch eine Barriere darstellen – das führt zu Missverständnissen, die häufig kurios und lustig sind. Im Nachtdienst suchte mich ein Patient auf, der nach eigenen Angaben den Türrahmen mit der Tür verwechselt hatte, meiner Vermutung nach jedoch eher Bekanntschaft mit der Faust des Nachbarn gemacht hatte, um seine gebrochene Nase versorgen zu lassen. Sicherlich haben Sie schon einmal einen Operationsaufklärungsbogen gesehen. Es sind standardisierte Bögen, die in den meisten Kliniken und Arztpraxen eingesetzt werden. Darauf wird der geplante Eingriff erklärt, und es sind häufig auch schematische Zeichnungen des OP-Gebiets abgebildet, um die Vorgehensweise besser erklären zu können. Im vorgestellten Fall handelte es sich um die grafische Darstellung einer gebrochenen Nase. Was den Patienten zu der Frage veranlasste: „Ey Alder! Ist das Foto von meiner Nase?"

Woraufhin ich antwortete: „Na, jetzt überlegen Sie mal – das kann ja gar nicht sein, schließlich haben wir ja kein Bild von Ihrer Nase gemacht."

Der Blick des Patienten ging entrückt in die Ferne. Die tumben leeren Augen ließen mich an Raumschiff Enterprise denken. Es war, als blicke man in unendliche Weiten, eine tiefe Leere. Ich fragte mich, ob alle Informationen, die ich weitergab, in diesem Vakuum verschwanden oder ob es tatsächlich einen Boden gab, an dem sie sich sammelten wie die Münzen in einem Wunschbrunnen. Ich musste mich zusammenreißen, um nicht laut: „Echo!", in diese Augen zu rufen. Es wäre bestimmt spannend, zu erfahren, ob eines zurückkäme.

Schließlich antwortete er: „Ja, aber ist das jetzt Bild von meiner Nase?"

36 – Resozialisierung in der Klinik

Manchmal wurden Patienten aus der JVA zur Untersuchung gebracht, immer wieder eine Erfahrung der besonderen Art. Stellen Sie sich vor: Patienten mit Fuß- und Handfesseln, begleitet von zwei Beamten, die Ihnen auf Schritt und Tritt folgen. Ich konnte nicht umhin, dabei immer an Hannibal Lecter zu denken. In der Tat gab es mehrere dieser Gesellen, bei denen der Gedanke, meine Leber mit ein paar Favabohnen zu genießen, möglicherweise im Hinterkopf herumspukte. Einer dieser Herrn blieb mir besonders im Gedächtnis. Seine Tumordiagnose stellten wir noch in oben beschriebener Konstellation, woraufhin sich die JVA entschloss, ihn nach zwölf Jahren Haft unmittelbar in unsere Obhut zu übergeben. Auf meine Frage, wie man denn zu einer derart langen Haftstrafe komme, antwortete er lapidar: „Ich bin schwarzgefahren."

37 – Der war schon immer so

In meiner Klinikzeit wurde ein Patient eingeliefert, der seinem Muskelaufbau mit Anabolikaspritzen nachhalf. Der Nachwuchs-Conan hatte sich dabei einen ordentlichen Abszess, eine Eiteransammlung, in den Hals gespritzt, der eine Blutvergiftung verursachte, so dass er auf der Intensivstation versorgt werden musste. Nachdem wir tagelang gegen die Infektion gekämpft hatten, konnte er endlich aus dem künstlichen Koma erweckt werden. Nun ist eine Blutvergiftung immer ein schweres Ereignis, das Folgeschäden nach sich ziehen kann, insofern hofft man natürlich, dass der Patient glimpflich davonkommt. Das erste Gespräch war leider ernüchternd. Wir waren der Meinung, dass nur ein Hirnschaden die verwaschene Sprache und die unzusammenhängenden Äußerungen rechtfertigen konnte. Schweren Herzens teilte ich der Lebenspartnerin, Betreiberin eines Sonnenstudios, deren wasserstoffblonde Mähne im harten Kontrast zur kongolesisch anmutenden Hautfarbe stand, mit, dass Bizeps-Toni wohl leider nicht mehr der Alte war.

Sie betrat das Zimmer, um nur wenige Minuten später wieder herauszukommen mit den Worten: „Ich weiß gar nicht, wo das Problem ist. Der war schon immer so."

38 – Namen machen Leute und zwischenmenschliche Beziehungen

Hand aufs Herz, wer macht sich nicht bereits, wenn er den Namen einer Person liest oder hört, ein Bild im Kopf? Und wer hat noch nicht erlebt, dass dieses Bild in spektakulärer Weise mit der Wirklichkeit kollidiert?

Ein solches Erlebnis hatte eine Freundin, die bei einer städtischen Behörde arbeitet. Sie wurde von einer mittelalten Person mit Stirnglatze, flankiert von schulterlangem, gelbblondem Haar, aufgesucht. Dieses, nennen wir es mal, Individuum, entnahm einer silbernen Klatsch, passend zu den gleichfarbigen Leggings, die den eher voluminösen Schenkeln ausreichend Geltung verschafften, seinen Ausweis und fügte mit rauchiger Reibeisenstimme hinzu: „Endlich ist es so weit, ich will, dass bei Ihnen mein richtiger Name hinterlegt wird. Ich heiße nicht mehr Horst, sondern Vivien Mandy."

Ähnliche Diskrepanzen zwischen Schein und Sein erlebte ich selbst, als ich ein Kind im Alter von acht Jahren, nebst Eltern, ins Sprechzimmer rief. Die Familie hatte das zweifelhafte Privileg, ihren Nachnamen mit einem Designer zu teilen, der vielen vor allem ein Begriff für Männerunterhosen ist. Was tut man also, wenn man bereits mit dem Namen ‚Hilfiger' gesegnet ist, (der war es natürlich nicht)? Man nennt seinen Sprössling selbstverständlich ‚Tommy'. Ich bin mir sicher, dass kein Tag vergeht, an dem der junge Mann seinen Eltern für diese umsichtige Namenswahl dankt. Oder die Patientin, die den eher unrühmlichen Nachnamen ‚Göbbels' trug, (auch hier war es ein Name, der dem Genannten nahekommt). Täusche ich mich, oder würden Sie eine blonde und blauäugige Dame erwarten? Weit gefehlt! Saramanaporn Göbbels, so ihr voller und wohlklingender Name, war eine thailändische Prostituierte, die wegen einer Meinungsverschiedenheit mit, nach eigener Aussage: „Dem, der immer ärgert," gemeint war ihr Zuhälter, in die Notaufnahme eingeliefert wurde.

Um Ärger dreht es sich auch in der nächsten kurzen Episode. Ein älterer Herr, mit beginnender Demenz, kam in der Nacht einfach nicht zur Ruhe. Aufgebracht schimpfend vagabundierte er über die Station, und erst die hinzugezogene Psychiaterin konnte den Sachverhalt klären: Der gute Mann suchte seine Ehefrau und schimpfte bereits vorsorglich, da er sich sicher war, dass die mal wieder nichts schaffe. Angemerkt sei an dieser Stelle, dass die werte Gattin zu diesem Zeitpunkt schon zehn Jahre tot war. Schön, wenn man sich in liebevoller Erinnerung verbunden bleibt!

39 – Körperschmuck mit Aussage

Eine Patientin, der ich Blut abnehmen musste, präsentierte mir ihren Arm, auf dem dick und schwarz die Buchstaben ‚MA' tätowiert waren.

So weit nicht ungewöhnlich, schließlich werden die seltsamsten Dinge auf Körpern verewigt. Da entpuppt sich das, vermeintlich für einen wohlklingenden Begriff stehende, chinesische Schriftzeichen als ‚Knödel mit Sauerkraut' oder sogar ein Schimpfwort. Bei diesem Tattoo wurde ich dennoch aufmerksam, schließlich ist ‚MA' das Städtekürzel für Mannheim. Und so fragte ich die Patientin, ob ihre Mannheimliebe so groß sei, dass sie sich das Städtekürzel auf den Arm tätowiert habe. Daraufhin sie: „Nee, Herr Doktor. Das sind die Initialen von meinem Freund. Aber der ist schon hin – verreckt mit Schaum vorm Mund."

40 – Anspruchsvolle Patienten

Jeder Mensch ist anders, und das ist auch gut so! Wie langweilig wäre unsere Welt, wären wir alle gleich? Manche Menschen sind anspruchsvoll, fordern ihrem Gegenüber einiges an Betrachtungsarbeit ab. Wieder andere speien Sprache in derartigen Mengen aus, dass man schier glaubt, darin zu ertrinken. Zu erster Kategorie gehörte ein Herr, der auf den klangvollen Namen Paul Eugen Fidelio hörte. Das gesäßlange, blond-graue Haar trug er offen, im feinen Fettfilm darauf spiegelte sich das Sonnenlicht des ausklingenden Sommertages, als er strammen Schrittes in mein Behandlungszimmer stapfte. Erst als er auf dem Behandlungsstuhl Platz nahm und seine Füße auf der entsprechenden Ablage platzierte, bemerkte ich, dass er keine Schuhe trug. So weit, so ungewöhnlich, was mich aber viel mehr verwunderte, war die Gestaltung der Füße, denn darauf legte Paul Eugen Fidelio sehr großen Wert. Jeden Zeh zierte ein aufwändig pediküter ‚French Nail', in leuchtendem Pink lackiert. Während er mir davon berichtete, dass er ‚jeden Morgen total ‚verrotzt' erwache und sich erst ‚stundenlang auskotzen' müsse, kam ich nicht umhin, immer wieder auf die leuchtend pinken Fußzehnägel zu starren.

Finden Sie nicht auch, dass es die unerwarteten Dinge sind, die das Leben so spannend machen.

41 – Tierunfälle und der Angriff der Killerfliegen

Viele Menschen teilen ihr Zuhause mit Haustieren, was erwiesener Maßen sogar gesundheitliche Vorteile bietet. Dennoch sollte das Gefahrenpotential nicht unterschätzt werden, und das bezieht sich nicht nur auf den tierischen Mitbewohner selbst, sondern auch auf seine Ausscheidungen und Utensilien.

So kann ein Hundenapf, einen zielgenauen Sturz vorausgesetzt, zu einem Nasenbruch führen. Oder Hasenküttel, die von Vorschulkindern als Schallschutz in die Ohren gesteckt werden, nicht in die eigenen, versteht sich, sondern in die des jüngeren Bruders, zu abruptem Hörverlust. Der Lust am Verstauen des Hausrats in mehr oder weniger dafür geeignete Körperöffnungen, habe ich ja bereits ein separates Kapitel widmen.

Hier soll es nun um Insekten gehen. Die Ohren sind der bevorzugte Ort, in dem sich das ein oder andere Tierchen mit Vorliebe einnistet. So entpuppte sich der prognostizierte ‚Infekt im Ohr' als ‚Insekt im Ohr'. Eine Motte, um genau zu sein, die sogar noch lebte. Nach ihrer Bergung, die von der Patientin mit: „Töten Sie es! Töten Sie es!", beschrien wurde, verstarb das arme Tier zwar in meinen Händen, jedoch ohne mein Zutun.

Ein weiterer interessanter Fall war der einer Patientin, die sich mir vorstellte, um den Hals nachschauen zu lassen. So weit nichts Ungewöhnliches. Nach mehrfacher Nachfrage ihrerseits, ob denn tatsächlich nichts zu sehen sei, berichtete sie mir dann Folgendes: Ihre Selbstständigkeit habe sie aufgeben müssen, da das Finanzamt sie nachhaltig genötigt habe, Steuern zu bezahlen. Sie habe daraufhin ihren Sohn zu ihrem Exmann geben müssen. Wer jetzt denkt, dass diese Einleitung vom Thema abschweift, irrt. Denn die Schultasche des Jungen verblieb in der Wohnung der Patientin, was der jedoch erst Wochen, nachdem der zu seinem Vater gezogen war, auffiel. In dieser Tasche lagerte noch eine Bananenschale, die sich, dem natürlichen Abbauprozess folgend, im Zustand der Verwesung befand, und somit einem Stamm äußerst aggressiver und angriffslustiger Killerfliegen eine ideale Brutstätte bot. Davon ahnte die Patientin nichts, als sie die Büchse der Pandora öffnete, um das Innere zu inspizieren, woraufhin eben jener Killerfliegenschwarm der Tasche wie der Geist aus der Flasche entwich, um im gleichen Augenblick zum Angriff überzugehen. Sie war der felsenfesten Überzeugung, diese teuflischen Wesen hätten ihren

Mund-Rachenbereich infiltriert und dort ihre Brut in Form von Eiern abgelegt. Ihr Trauma war so ausgeprägt, dass sie, selbst Monate nach der heimtückischen Attacke, noch die Anwesenheit der Biester in ihrem Hals fühlte. Nachweisen konnte ich keinerlei Getier.

Lassen Sie mich das Kapitel mit einem Erlebnis beschließen, das nicht unmittelbar mit einem Haustier zu tun hat, aber mit einem eben solchen in Zusammenhang steht. In einem Praktikum an einer Unfallklinik wurde uns ein Herr vorgestellt, dem der Finger amputiert werden musste. Er hatte mit einem Hammer so fest darauf geschlagen und diesem Vorfall nicht weiter Beachtung geschenkt – manche Körperteile verdienen halt keine besondere Aufmerksamkeit – dass der Finger nach eigener Aussage: „Langsam abfaulte." Zuletzt sei er schlichtweg abgefallen und er habe ihn seiner Katze hingelegt, die ihn aber verschmähte. Dies war der Moment, in dem er sich entschied, nun doch ärztlichen Rat einzuholen. Wir hatten sein Zimmer schon fast verlassen, da rief er uns noch einmal zurück, um noch etwas ganz Wichtiges loszuwerden. Seine Frau bedaure nämlich den Verlust eben dieses Fingers besonders. Es sei sein Stinkefinger, wenn wir wüssten, was er meinte, fügte er mit einem verschmitzten Grinsen und einer eindeutigen, zuckenden Fingerbewegung hinzu.

42 – Hammer Geschichte

Sie haben sicherlich schon gehört oder gelesen, dass die meisten Unfälle im Haushalt passieren. Nicht selten führt das zu kuriosen Vorfällen. Kindern ist ja noch zuzugestehen, dass sie die Folgen ihres Tuns nicht klar abschätzen können, ich habe schon unzählige Murmeln, Perlen, Polly Pocket-Lippenstifte, Legofigurenköpfchen und so weiter aus Ohren und Nasen bei Kindern geborgen. Aber, dass auch Erwachsene auf die Idee kommen, ihre Ohren mit Haarnadeln oder Schrauben zu reinigen und das oft mit desaströsen Folgen, ist schon erschreckend. Manchmal ist aber der Unfall wirklich nicht absehbar. Ein Patient stellte sich mit einer geschwollenen Lippe, abgebrochenen Zähnen und gebrochener Nase vor, da er, auf einer Leiter stehend, über Kopf gehämmert hatte. Dumm, dass der Hammergriff scheinbar Diät gehalten hatte und sich der Hammerkopf so löste und ihm frontal auf das Gesicht prallte. Da wo gehobelt wird, fallen bekanntlich Späne, und wer hämmert, sollte sensible Körperteile aus der Hämmerschneise heraushalten.

43 – Hälse, Nase und Ohre

Szenen aus dem Leben eines Arztes: Herr Ördüm wischte sich über die schweißnasse Stirn. „Du umgezogen. Warum?"

Tja, da war sie wieder! Eine dieser Fragen, bei der ich mich wiederum frage, ob mein Gegenüber tatsächlich eine Antwort erwartet. Vielleicht sogar eine Rechtfertigung? Ungewöhnlich wäre das nicht. Es würde Sie überraschen, wofür ich mich als HNO-Facharzt in meiner Praxis täglich entschuldigen muss: Für den Fahrstuhl, der zu klein ist oder komisch riecht, die Beleuchtung, die dem Einen zu hell, dem Anderen zu dunkel ist und natürlich meinen Praxisumzug, den ich nur ein halbes Jahr mit großem Plakat ankündigte und der mittlerweile mehr als sechs Jahre zurückliegt. Eine absolute Frechheit, dass ich mir noch nicht einmal die Mühe gemacht habe, alle in der Kartei befindlichen Patienten, das sind an die siebzigtausend, persönlich anzurufen oder anzuschreiben und über den Umzug zu informieren.

Sie halten das schon für einen kuriosen Vorwurf?

Es kommt noch besser!

Ein Patient geriet beim Besuch meiner Praxis völlig außer sich, da die ‚zu wenig Kontrast habe'.

Falls Sie jetzt verwirrt dreinblicken – das tat ich auch. Doch der Herr konnte mich aufklären, was er denn vermisse: Streifen an den Wänden, um die klar vom Boden zu unterscheiden. Während ich noch darüber nachdachte, ob wohl Quer- oder Längsstreifen angemessener wären, den gewünschten Effekt zu erreichen, bemerkte ich, wie Herr Ördüm mich erwartungsvoll anschaute. Schließlich hatte er mir ja eine berechtigte Frage gestellt. Herr Ördüm konnte als Prototyp meiner Patienten bezeichnet werden: Baskenmütze auf dem Kopf, ein Schnurrbart, so borstig, dass man damit Steinböden abschmirgeln könnte, kräftige Statur mit Bauch, auf dem er seine verschränkten Arme abstützte.

„Warum sind Sie denn hier?", fragte ich, um fortfahren zu können. Die Menge an Patienten, die ich jeden Tag versorgte, erforderte eine straffe Zeitplanung.

„Habe ich Hälse, Nase und Öhre", antwortete Herr Ördüm und lehnte sich zufrieden zurück. Ja, so einfach kann das sein.

44 – Mit klösterlichem Geiste schlummert es sich am besten

Besonders ältere Menschen leiden häufig unter Schwindel, was nicht selten dazu führt, dass sie stürzen, was wiederum Folgeverletzungen nach sich ziehen kann.

Edith Wankelwig war eine zarte Endachtzigerin, die von ihrem Hausarzt in meine Praxis geschickt wurde, da ihr Schwindel schon den ein oder anderen Sturz verursacht hatte. Bislang, glücklicherweise, ohne schwerere Folgen. Bei genauerer Befragung gab Frau Wankelwig an, dass Stürze und Schwindel vor allem in der Nacht über sie hereinbrächen, wenn sie das Bett für den Toilettengang verließ. Der Blick in den Medikationsplan zeigte für den Abend keine Medikamente, die Schwindel verursachen würden. Hellhörig wurde ich aber, als Frau Wankelwig mir mitteilte, dass sie die Tabletten immer mit einem Schlückchen eines Naturheilmittels, nennen wir es mal ‚Mönchsherren Wildginstergeist' einnahm, dessen wesentlicher Bestandteil sechsundneunzigprozentiger Ethanol, also Alkohol ist. Frau Wankelwig schwärmte in den höchsten Tönen vom Mönchsherren und seinem Wildginstergeist, denn seit sie den abends zu sich nehme, habe sie keine Probleme mehr mit dem Einschlafen.

Wenn da nur beim nächtlichen Erwachen dieser Schwindel nicht wäre.

45 – Barbarossa

Wunder gibt es immer wieder.

Ein Patient stellte sich mit eingewachsenen Ohrringen vor. So weit nichts Ungewöhnliches. Spannend, ja sogar magisch, was er darüber berichtete, wie die Ohrringe in seine Ohrläppchen gelangt seien. Er trage nun seit einem halben Jahr ohne Unterbrechung Ohrclips. Hier sei angemerkt, dass diese Art von Schmuck lediglich an den Ohrläppchen festgeklemmt wird. Vor zwei Monaten sei er betrunken auf einer Party eingeschlafen, um nach dem Aufwachen festzustellen, dass selbige Ohrclips wie durch ein Wunder durch seine Ohrläppchen gewachsen waren. Dies ließ mich vermuten, dass ich in dem jungen Mann einen Nachfahren Barbarossas vor mir haben musste, dessen Bart ja angeblich durch eine Tischplatte wuchs. Oder sollte es sich hier gar um einen Ausdruck extremer Transzendenz handeln, sozusagen der Vereinigung von Mensch und Materie?

Ein Kollege mutmaßte bösartig, dass größere Hohlräume manchmal magnetisch wirken.

Teil 3

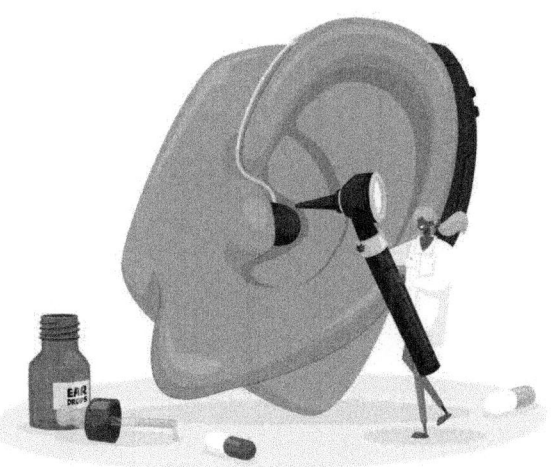

Der Praxisalltag

46 – Diese Situationen oder Dinge, die auch ein Arzt nicht unbedingt wissen will

Als Arzt muss man häufig tief in die Intimsphäre seines Patienten eindringen, sowohl körperlich als auch verbal. Gut, dass dies durch die ärztliche Schweigepflicht geschützt wird. Ein kurioser Nebeneffekt ist aber, dass einem, ist man einmal als Arzt geoutet, automatisch unterstellt wird, dass man damit jedwedes Gefühl für Ekel oder Befremden verloren hat. In diesem Zusammenhang möge mir ein Hinweis erlaubt sein, der auch meinen Kollegen sicherlich entgegenkommen wird: In der Regel benötigt Ihr Arzt keine Probe einer Körperflüssigkeit, es sei denn, sie ist ausdrücklich angefordert. Ich gebe zu, dass nach unzähligen Taschentüchern oder Behältnissen mit Teilen oder Flüssigkeiten, die aus der ein oder anderen Körperöffnung gefördert wurden, eine gewisse Abgestumpftheit dem gegenüber fast unvermeidbar ist. Dennoch bemächtigt sich meiner auch heute noch eine innere Anspannung, wenn ich den Satz höre: „Ich habe Ihnen das, was ich morgens aushuste/ausschnäuze mitgebracht" und den berüchtigten Griff in die Hosentasche sehe. Dass heute eher das Smartphone gezückt wird mit einem Bild davon und nicht das Original, meist ein blutig-schleimiges Glibberding, macht es nicht unbedingt besser. Ich verstehe durchaus, dass seitens des Patienten dahinter der Wunsch steht, den Arzt bei der Diagnosefindung zu unterstützen. Aber, seien Sie gewiss: Das ist in der Regel nicht so!

Einer meiner Oberärzte pflegte in dem Moment zu sagen: „Packen Sie es weg! Direkt hier in den Mülleimer. Ich möchte und muss es nicht sehen!"

Das ist etwas unsensibel, mag sein, und nicht jeder meiner Kollegen, mich eingeschlossen, ist so rigoros. Aber im Grunde fasst das die Empfindung aller Mediziner, denen gegenüber ich das Thema anschnitt, inklusive meiner, zusammen.

Eine Episode aus der Klinik gibt die Absurdität solcher Situationen treffend wieder. Die Stationsoberschwester Erika brachte zur Feier ihres Geburtstags einen selbstgebackenen Kuchen mit. In vorfreudiger Erwartung des Genusses, denn Erika war eine exzellente Bäckerin, saß das Stationspersonal um den Tisch und verfolgte, wie Erika das duftende Backwerk in Stücke schnitt. Gerade, als ich den ersten Bissen zum Mund führte, trat Frau Bodinger, eine meiner Patientinnen, an die Tür des Aufenthaltsraums und rief mir voller Freude zu: „Herr Doktor, den Schleim habe ich jetzt gut im Griff, ich ziehe ihn jetzt einfach von hinten hoch und spucke ihn aus." Im nächsten Moment führte sie das dann auch akustisch eindrucksvoll vor. Darauf antwortete Oberschwester Erika: „Na dann, Mahlzeit. Wer möchte noch Kuchen?"

Wenn sich der Patient kurz vorm Verlassen des Behandlungszimmers, die Hand auf der Türklinke, noch einmal umdreht, lässt das bei mir inzwischen die Alarmglocken gleichermaßen schrillen wie das gezückte Taschentuch. Ich weiß, jetzt kommt eine Offenbarung, die es in sich hat. Eine ebensolche geht mir nicht mehr aus dem Kopf, da sie sogar mehrfach geäußert wurde. Jedes Mal handelte es sich um junge Damen mit Halsschmerzen, die mich in diesem Moment fragten, ob man wirklich keine Verletzung im Hals sehe. Wohlgemerkt war zuvor von ‚Verletzung' nicht die Rede gewesen. Denn, der Partner habe sie am Abend zuvor beim Oralverkehr ‚härter rangenommen'.

Und jetzt frage ich Sie: Na, wollten Sie das wissen?

47 – Hier war ich noch nie

„Wir sind schon vor sechs Jahren umgezogen", versuchte ich es und fügte noch hinzu: „Sie waren doch bereits zehn Mal hier in meiner neuen Praxis."

Frau Gertrud Bienacker, die Patientin im nächsten Zimmer, sah mich an, als hätte ich gerade erzählt, dass ich vorhabe, ihre Ohrenschmerzen wegzupendeln. Was eine Kollegin von mir, die inzwischen nicht mehr praktiziert, ihren Patienten übrigens anbot.

„Nein, Herr Doktor, ausgeschlossen! Hier war ich noch nie!" Sie warf ihre Hände in die Luft, um ihre Aussage mit einer gewissen Theatralik zu unterstreichen, schüttelte fassungslos den Kopf.

„Nun", versuchte ich es ein letztes Mal, „Wir sind 2015 in diese Räumlichkeiten gezogen. Sie waren mehrfach in 2017, 2018 und 2019 da. Also müssen Sie bereits hier gewesen sein."

Frau Gertrud Bienacker schüttelte den Kopf, nun vehementer, es war ein aussichtsloses Unterfangen.

Ich seufzte und murmelte: „Na gut. Ab und zu laufe ich während der Sprechstunde zu meinen alten Praxisräumen und behandle dort Patienten."

Endlich nickte Frau Gertrud Bienacker. Mit einer Miene, die sagte: Warum nicht gleich die Wahrheit sagen, Herr Doktor?

48 – Noch mehr blutende Nasen

Nicht immer ist eine optisch schöne Lösung ohne Verletzungsgefahr. Eine Glastür zum Wartezimmer sieht zwar gut aus, kann aber übersehen werden, was einem älteren Patienten zum Verhängnis wurde.

Der ursprüngliche Grund seiner Vorstellung wurde von einem Nasenbruch mit blutender Platzwunde auf dem Nasenrücken, nachdem er ‚Bekanntschaft' mit eben dieser Glastür gemacht hatte, eindrucksvoll in den Hintergrund gedrängt. Böse Zungen könnten jetzt behaupten, dass ich mir so selbst neue Patienten verschaffe, ein Gedanke, der dem Patienten selbst völlig fremd zu sein schien. So fragte er mich, als ich mich helfend anbot: „Herr Doktor, zu welchem Arzt soll ich denn damit gehen?"

49 – Nix sprechen, nix hören

„Der Herr Doktor will wissen, ob du den Fernseher noch hören kannst." Frau Wiegand sprach den Satz in normaler Lautstärke, und ihr Gatte nickte. Er *hatte* sie verstanden. Was sich nach einer nicht erwähnenswerten Situation anhört, ist dennoch bemerkenswert, denn nur kurz zuvor hatte ich eben diese Frage an den Patienten gerichtet. Nicht einmal, sondern viermal, in ansteigender Lautstärke. Zuletzt so laut, dass die Fensterscheiben in den Rahmen bedrohlich zu klirren begannen. Herr Wiegand war schwerhörig, an Taubheit grenzend, verstand seine Frau aber dennoch. Keine Seltenheit, wie auch der umgekehrte Fall. Man nennt das selektives Hören, was nicht selten zu kuriosen Situationen führt: So zum Beispiel der Patient, dem ich minutenlang erklärt hatte, was er nun erledigen oder wie er ein Medikament einnehmen solle und der dies auf dem Weg zur Anmeldung am Eingang der Praxis vollkommen vergessen hatte. Einige Patienten behaupten sogar, ich hätte gar nicht mit ihnen gesprochen. Andere wiederum haben Dinge von mir gehört, an die ich mich nicht erinnern kann. Zum Beispiel Aussagen wie: „Der Herr Doktor hat gesagt, ich kann jederzeit vorbeikommen."

Der Hörsinn kann tatsächlich ungewöhnliche Ausprägungen annehmen. Eine Patientin fühlte sich gestört, da sie den Strom hören könne, was sie besonders quäle, seit der Oberbürgermeister ihr das Wasser abgestellt habe. Selbst ein exzellentes Hörvermögen führt nicht zwangsläufig zu einem guten Verständnis. Es irritiert mich mittlerweile nicht mehr, wenn ich mindestens einmal täglich mit den Worten: „Du türkisch", empfangen werde, dann aber auf unseren höflichen Hinweis, dass ein Dolmetscher benötigt wird, die fünfjährige Nachbarstochter für diese Aufgabe mitgebracht wird. Hier liegt dann offenbar nicht nur ein sprachliches Verständnisproblem vor. Aber auch die schriftliche Kommunikation birgt durchaus ihre Tücken. Ein Patient weigerte sich, unseren Patientenbogen auszufüllen, da er den Schrifttyp Arial als unangenehm empfand.

50 – Die richtige Zeitplanung

Selbst, wenn die sprachliche und inhaltliche Vermittlung klappt, sind die Anliegen und Zeitpunkte nicht immer nachvollziehbar. Mich suchte vor einigen Monaten eine Patientin auf, die etwas irritiert war, als ich zugab, mich an unser Gespräch vor fünf Jahren im Einzelnen nicht mehr erinnern zu können.

Zu viel Golfen schadet wohl dem Gedächtnis, Sie haben es natürlich richtig erkannt!

Glücklicherweise konnte ich meinen Aufzeichnungen entnehmen, dass es damals um ein Aufklärungsgespräch für eine Begradigung der Nasenscheidewand ging. Voller Enthusiasmus offenbarte mir die Patientin, dass sie sich nun, nach ausreichender Bedenkzeit, (Sie erinnern sich, der letzte Besuch lag fünf Jahre zurück), zur Durchführung des Eingriffs durchgerungen habe. Selbstverständlich wurde sie von mir erneut und umfassend aufgeklärt, um das Sprechzimmer mit den Worten zu verlassen, dass die Operation voraussichtlich in einem Jahr würde stattfinden können. Momentan habe sie so viel um die Ohren.

Zeitlich anspruchsvoll plant auch der ein oder andere Patient seine Termine. Für Ortsunkundige sei gesagt, dass die reine Fahrtzeit von Mannheim nach Heidelberg mit dem Auto etwa zwanzig Minuten beträgt und dass auch nur bei mäßigem Verkehr. Besonders am Morgen unter der Woche liegt die Dauer deutlich darüber. Ein junger Patient suchte unsere Praxis zu seinem Termin um neun Uhr auf mit der Frage, wie lange es denn dauere, da er um Viertel nach neun einen Termin in Heidelberg habe. Als ich ihn daraufhin fragte, ob er mit dem Batmobil unterwegs sei oder Scotty in seiner Hosentasche habe, der ihn nach Heidelberg beamen könne, verließ er die Praxis. Wahrscheinlich einem weißen Kaninchen folgend, durch dessen Bau er direkt nach Heidelberg gelangte.

51 Kommunikation – die richtigen Worte und der richtige Tonfall zur rechten Zeit

Edda Özgüz ist unsere Reinigungskraft in der Praxis. Eine kleine, kräftige Frau, die ihre Arbeit fleißig und schnell verrichtet. Wie zum Beginn der Geschichten über einen berühmten Gallier kommt jetzt eine Einschränkung. Denn Edda Özgüz` gute Arbeit bezieht sich auf fast die gesamte Praxis.

Fast?

Ja, denn einen Raum reinigt Edda Özgüz nie – die Personalumkleide.

Wochenlang beratschlagten mein Team und ich darüber, was zu diesem selektiven Auslassen führen könne: Wollte sie die Privatsphäre des Teams wahren? Wohnte in dem Zimmer ein wildes Tier, das sich nur nach Feierabend zeigte und die arme Edda Özgüz verschreckte? So sehr wir uns den Kopf zerbrachen, wir stiegen nicht hinter das

Geheimnis, während die Umkleide Woche für Woche ungereinigt blieb. Wir kamen überein, dass wir mit ihr sprechen müssten. Ein guter, wenn auch nicht so einfach umzusetzender Plan, da Edda Özgüz kaum Deutsch sprach. Da die Vorarbeiterin der Reinigungsfirma Edda Özgüz eingewiesen hatte, verfügte sie sicherlich über die richtigen Sprachkenntnisse. Besonders wichtig war uns, dass sich Edda nicht kritisiert oder gemaßregelt fühlte, denn wir waren sehr zufrieden mit ihrer Arbeit, wollten diese eben nur auf die ganze Praxis ausgedehnt haben. Mit diesen Informationen ausgestattet sandten wir die Vorarbeiterin aus, unsere Botschaft zu überbringen.

Gespannt wollten wir diesem Moment beiwohnen, auch, um Edda Özgüz klar unsere Unterstützung zuzusichern. Würde die Vorarbeiterin ihr behutsam beibringen, dass die Personalumkleide ebenfalls gereinigt werden müsse, ohne Edda Özgüz Gefühle zu verletzen? Vielleicht würden wir sogar erfahren, warum sie diesen Raum stets ausließ?

Man konnte förmlich eine Stecknadel fallen hören, als die Vorarbeiterin, gefolgt von Edda Özgüz, auf die Tür der Personalumkleide zustürmte, diese aufriss und rief: „Da! Putzen!"

52 – Was Arzt sieht und was nicht

„Brauchen Sie nicht nachzuschauen. Sie sehen eh nichts!"
Ist es nicht schön, wenn das Gegenüber so überzeugt ist von Ihnen und Ihren Fähigkeiten? Warum Frau Winzig mich überhaupt noch aufsuchte, wurde sie trotzdem nicht müde, zu erwähnen. Was ich alles nicht sah und nicht richtig diagnostizierte, erschloss sich mir nicht. Es erinnerte mich aber an Dinge, die ich sehr wohl sehe oder gesehen habe: So stellte sich eine Patientin in meiner Praxis vor, die in der Drogerie an einer Shampooflasche riechen wollte, jedoch den Druck auf die Flasche falsch kalkuliert hatte. Das führte dazu, dass ein fester, mannhafter Strahl ihr eine nicht unerhebliche Shampoomenge, (für trockenes und strapaziertes Haar), in das linke Nasenloch beförderte. Manchmal wird Gesehenes auch schlichtweg falsch interpretiert: Eine Mutter stellte sich bei mir vor, da sie befürchtete, ihr Sohn habe sich am Essen verschluckt, da er sich keuchend über seinen Teller gebeugt habe. Der junge Mann konnte den Sachverhalt schnell klären, er habe versucht, das Essen warm zu hauchen. Vielleicht hätte ich eine Mikrowellentherapie verordnen sollen?

53 – Arbeit unter schwierigen Umständen

Manche Aufgaben sind kompliziert, was zum einen am Schwierigkeitsgrad derselben liegen kann, zum anderen aber auch an der Ungenauigkeit der Anweisung. Muss ich also die Schuld auf mich nehmen? Am besten, Sie entscheiden selbst: Eine Auszubildende von mir erhielt die Aufgabe, ein Paket zu verschicken. Da kann doch nichts schiefgehen, glauben Sie? Das dachte ich auch. Als aber wenige Tage später das Paket wieder in unserer Praxis eintraf, wurde ich eines Besseren belehrt und musste aus diesem Grund ein klärendes Gespräch über Absender und Empfänger führen. Schließlich verstand sie, dass es wenig zielführend ist, wenn man sich durch diesen Tausch selbst eine Sendung schickt und dafür auch noch Porto bezahlt.

Schwierig wird es auch, wenn in der Arbeit immer wieder Situationen auftauchen, die, sagen wir mal, Unbehagen auslösen. Ein Kollege offenbarte mir noch in der Klinikzeit, dass die Arbeit ihm im Grunde Spaß mache, er aber Probleme mit dem Blut und den vielen Patienten habe.

54 – Die ewige Frage nach dem Ursprung der Dinge

„War das wirklich in meinem Ohr?"

„Das haben Sie aus meinem Ohr geholt?"

„Und, haben Sie das jetzt etwa aus meinem Ohr abgesaugt?"

„Und Sie können wirklich nichts aus meinem Ohr holen?"

„Mein Ohr ist nicht entzündet?"

Manchmal frage ich mich, ob meine Patienten mich für einen Entertainer halten, der Dinge auftauchen und verschwinden lässt. Wie David Copperfield, der Geldmünzen hinter ihrem Ohr hervorzaubert. Nur, dass ich weniger Appetitliches zu Tage fördere und eigentlich denke, dass der Ursprung klar sein müsse. Mich würde tatsächlich interessieren, wie die Reaktion auf die erste oder zweite Frage ausfiele, beantwortete ich sie mit ‚Nein'. Denn dann wäre ich ja schon eine sehr seltsame Copperfield-Version, die Ohrenschmalz in Gehörgänge zauberte. Eine komische Vorstellung. Mich würde sehr interessieren, wie Sie Frage drei beantworten würden, wenn Sie sich vor Augen führen, dass Sie zuvor minutenlang an dem Ohr, das Gegenstand der Frage ist, herumgesaugt haben. Es fällt mir auch schwer, die beiden letzten Fragen, ebenfalls häufig gestellt, zu beantworten. Vielleicht fallen diese ja auch in den Entertainergedanken, dass ich als Günther Jauch eine Art ‚Wer wird Ohrinär' spiele, frei nach dem Motto: ‚Ihr Arzt sagt Ihnen, dass er keine Entzündung im Ohr sieht. Ist das a) richtig, b) falsch, c) er möchte sie testen, d) er hat keine Brille auf und hat gar nichts gesehen.'

Die Zuordnung von Körpersekreten erreichte ihren Höhepunkt, als ein Patient, der nach einer Nasenoperation eine Nasensalbe zur Nachbehandlung mitbekam, empört anmerkte, dass er Blut am Applikationsteil bemerkt habe. Er war im höchsten Maße aufgebracht, dass wir derart beschmutzte Tuben herausgeben. Natürlich hatte er diese gleich weggeworfen.

Ob Sie es glauben oder nicht, das Blut stammte von ihm, da ich eben jene Tube nach der Operation bei ihm verwendete.

55 – Ortsunstete Ohren und Nasen

Manchmal erreichen unsere Praxis interessante Nachrichten von Patienten über unser WhatsApp-Handy.

Diese möchte ich Ihnen nicht vorenthalten:

‚*Hallo, ich bin Dr. Stefan Kanssler, ich hätte gerne eine Frist, zeig mich nicht wegen meiner Nase, ich wurde 2018 operiert, aber mein Bauch ist sehr verstopft mit meiner Nase, ich kann nachts nicht schlafen, ich kann nicht atmen.*

Ich muchte aine Termin Nase.'

Mal sehen, ob ich das Atemproblem lösen kann, wenn ich die Nase vom Bauch wieder ins Gesicht verpflanze.

Widerspenstig können aber auch die Ohren sein, was folgender Dialog einer Arzthelferin, die einen Hörtest durchführen wollte, wiedergibt.

Arzthelferin: „Bitte sagen Sie mir, auf welchem Ohr Sie den Ton hören."

Patient: „Oben." Bemerkt den irritierten Blick der Arzthelferin und fährt fort: „Ja, ich habe Schwierigkeiten mit meinen Ohren, besonders morgens verwechsel ich die oft."

Erneut eine Situation vom Hörtest:

Arzthelferin: „Sobald Sie den Ton hören, drücken Sie bitte den Knopf."

Patient: „Soll ich drücken, wenn ich den Ton höre oder wenn ich Lust dazu habe?"

Aller guten Dinge sind drei.

Wieder sind wir beim Hörtest. Die Patientin betrachtet das Gerät, mit dem der Test durchgeführt wird und fragt: „Macht das Gerät einen Tinnitus?"

56 – Bin ich ein Anderer und sonstige Missverständnisse

Hier könnte ich meine Anekdotensammlung (vorerst) beenden, aber der ärztliche Alltag ist so reich an Erfahrungen, dass es schade wäre, Ihnen diese vorzuenthalten.

Daher habe ich mich entschlossen, an dieser Stelle nicht nur einige interessante Begebenheiten und Dialoge festzuhalten, sondern auch noch zwei weitere Kapitel, die sich mit Briefen und anderen Schriftstücken befassen, anzufügen.

Auch hier gilt, dass diese von mir zugespitzt und abgewandelt wurden, beziehungsweise exemplarisch für meinen und den Alltag meines Teams in unserer Praxis stehen, ohne dass sie einzelnen Personen zuzuordnen wären.

Ich betreibe eine Einzelpraxis, ein Fakt, der auf dem Praxisschild/im Internet und so weiter klar erkennbar ist – zumindest sind meine Mitarbeiterinnen und ich davon überzeugt.

Die fast täglich einmal vorkommende Frage: „Sie sind der Doktor Kassner?", beantworte ich meist locker mit: „Das behaupte ich zumindest", oder: „Ein Anderer kommt nicht mehr."

Eine ältere Dame sagte meiner Mitarbeiterin, dass sie den Assistenten ja ganz gerne möge, aber, dass es nach vier Besuchen in der Praxis doch an der Zeit sei, diesen Doktor Kassner mal kennenzulernen.

Eine weitere Patientin fragte, ob ich öfters in der Praxis sei. Als ich antwortete, dass ich in der Tat immer in der Praxis sei, erwiderte sie erfreut, dass sie dann nur noch zu mir kommen wolle. Als ich besserwisserisch anmerkte, dass eben nur ich in meiner Praxis praktiziere, schüttelte sie den Kopf. Beim letzten Mal habe sie ein anderer Arzt, der zudem unfreundlich gewesen sei, hier behandelt.

Dass ein Assistent oder jemand, der sich für mich ausgibt, irgendwo in der Praxis in einer Nische oder einem Schrank haust, glaube ich spätestens seit folgender Begegnung.

Eine Patientin bestand vehement darauf, sie möchte nie mehr zu dem anderen Arzt, sondern nur noch zum Doktor Kassner. Auch der mehrmalige Hinweis meiner Mitarbeiterin, dass es weder einen anderen Arzt in meiner Praxis gäbe, noch gegeben habe, änderte nichts an ihrem unumstößlichen Wunsch.

Aber nicht nur meine Person ist von einer mysteriösen Wandlungsfähigkeit – auch meine Praxisräumlichkeiten werden in einem Atemzug mit dem Bermuda-Dreieck genannt. Denn auch fünf Jahre nach unserem Umzug berichten Patienten von Arzthelferinnen, die sich am Telefon als meine ausgeben und ahnungslose Patienten zu der alten Praxisadresse schicken. Einige sollen dort sogar behandelt worden sein. Kurios ist die Tatsache, dass diese Patienten belegbar, meist mehrfach nacheinander, in meinen ‚neuen' Räumlichkeiten behandelt wurden.

Ich muss wirklich mal intensiv nach diesem Assistenten suchen, der sich – mit mir zum Verwechseln ähnlicher Gesichtsmaske – für mich ausgibt und die Dreistigkeit besitzt, in meinen alten Praxisräumen Patienten zu behandeln.

Es wird spannend, wenn man der Meinung ist, eine präzise Angabe gemacht zu haben, das Gegenüber diese aber nicht als solche versteht. Hier zunächst eine täglich vorkommende Konversation.

Arzthelferin: „Dann brauche ich bitte Ihre Versichertenkarte."

Patient: „Meine?"

Es wäre interessant zu wissen, wessen Karte abgegeben würde, würde die Frage verneint werden.

Ein ähnlicher Gesprächsverlauf ergibt sich auch aus der Frage nach Namen und Geburtsdatum. Arzthelferin: „Wie lautet denn Ihr Name/Ihr Geburtsdatum?"
Patient: „Meiner?/Meines?"

In der Kürze liegt die Würze, deshalb hier noch einige Impressionen:
Patient: „Soll ich mich auf die Liege stellen oder darunterlegen?" (Patient war mit akutem Schwindel in unserer Praxis).

Arzthelferin: „Sind Sie Rechts- oder Linkshänder."
Patient: „Rechts, aber links, wenn ich arbeiten gehe."

Ältere Dame zu ihrem Mann: „Jetzt sei doch nicht immer so schwerhörig!" (Der Ehemann war über achtzig und Hörgeräteträger).

Ein Patient gibt einer Arzthelferin gegenüber an, er habe ein Wohnungsproblem, (sei alles beim Anwalt). Der Doktor müsse ihm in die Nase schauen, da seine Nasenhaare ausfielen, sonst würde er seine Wohnung diese Woche verlieren.
Patientin: „Herr Doktor, mein Hausarzt macht immer so eine Kontrolle. Machen Sie auch so eine Kontrolle?"
Dr. Kassner: „Was soll ich denn kontrollieren?"

Patientin: „Das weiß ich doch nicht. So eine Kontrolle halt."

Patient: „Nachdem der Doktor mir in die Ohren geschaut hat, höre ich nur noch Helium-Stimmen."

Patientin bei Sprachhörtest, bei dem Worte vorgesprochen werden und wiederholt werden müssen: „Können Sie eine andere Stimme einstellen? Diese ist mir unsympathisch."

Eine Patientin, (Mitte zwanzig), rief dreimal in unserer Praxis an, da sie die Praxis nicht finden könne. In Zeiten von Google Maps und Smartphones, mit dem sie den Anruf tätigte, zumindest bemerkenswert. Als sie die Praxis endlich gefunden hatte, rief sie erneut an, da sich die Tür nicht öffnen würde. Nach Hinweis meiner Mitarbeiterin, sie möge einfach daran ziehen, ließ sich das Problem beheben. Wahrscheinlich hatte sie es zuvor mehrfach mit: „Alexa, Tür auf", versucht.

Erwähnenswert ist auch die Frage einer Patientin, nachdem wir ihr eine Nachricht per WhatsApp schickten, die wir mit ‚liebe Grüße' abschlossen:
‚Wer ist liebe Grüße?'

Patient, der zur Besprechung seiner Computertomographieergebnisse erschien: „Nach der Computerpornographie hat er zu mir gsaagt, isch wär'n Risikofaktor."

Eine Patientin gab an, sie habe ihren Eiter voll im Griff, sie hole ihn selbst heraus und entsorge ihn auch gleich.

WhatsApp-Nachricht: ‚Hallo, leider muss ich den Termin in der Kosmetiksprechstunde absagen.'

Telefonisch teilt ein Patient der Arzthelferin mit, dass es da noch andere Behandlungsmöglichkeiten für Nebenhöhlenbeschwerden gäbe: Kung Fu

Patient im Fahrstuhl zur, Arzthelferin beim Erreichen der Etage, auf der sich die Praxis befindet: „Bin ich hier richtig?"
  Arzthelferin: „Wo möchten Sie denn hin?"
  Patient: „Ich weiß nicht, wo ich hinmöchte."

Patientin zu Arzthelferin: „Sie sehen aus, als wenn Sie Sex on the Beach trinken, sexy Schwester."

Arztheferin: „Wo wohnen Sie denn?"
  Patient: „Da am Rathaus rechts."

Arzthelferin: „Wo wohnen Sie denn?"
Patient: „Eventuell in den Quadraten."

Patientin: „Ich möchte gerne einen Termin haben. Meine Tochter, mein Mann und mein kleiner Sohn waren noch nicht bei Ihnen."
Arzthelferin: „Und wer möchte jetzt einen Termin haben?"
Patientin: „Ich bin Patientin bei Ihnen. Meine Schwiegermutter und mein Schwiegervater auch. Ich glaube, meine Mutter war auch schon mal da."

Patientin beim Blick aus dem Fenster des Behandlungszimmers: „Schöne Aussicht haben Sie, aber Ihre Praxis ist jetzt eine Etage höher."

Patientin: „Schön, dass Sie jetzt Glastüren haben."
Arzthelferin: „Wir hatten schon immer Glastüren."
Patientin: „Nein, früher hatten Sie Holztüren."
Arzthelferin: „Glauben Sie mir, wir hatten schon immer Glastüren."
Patientin: „Na, wers glaubt!"

Patient mit Nasenfraktur mit Antwort auf die Frage, wie es dazu kam: „Ey war Nachbar. Ich weiß gar nicht, warum. Bin in den Keller gegangen, und da hat der geglotzt.

Hab ich gesagt, ‚was glotzt du so bleed, du Sack?' Da kam der und hat mich geschlagen. Ich weiß gar nicht, warum."

Patientin beim Blick aus dem Fenster des Behandlungszimmers: „Schöne Aussicht haben Sie, gut, dass sie die Ausrichtung der Räume gedreht haben."

Dr. Kassner: „Warum sind Sie denn da?"
Patient: „Steht auf der Überweisung."
(Text auf Überweisung lautet: FE = Facherkrankung)

Eine E-Mail mit folgendem Text erreichte unsere Praxis:
‚Sehr geehrte Damen und Herren,
ich xxx möchten Ihnen mitteilen, dass ich meinen Termin Woche möchte.
Bitte teilen morgen Nachmittag Mittag unter Festnetznummer xxx einen für die nächste Woche. Vielen Dank im Voraus. Gruß Xxx'

Eine Zeit lang probierten wir einen Telefonassistenten in unserer Praxis aus, der die Aussagen der Patienten als Text notierte. Ein Auszug aus diesen Protokollen gibt sicherlich Aufschluss darüber, warum wir diese Lösung schnell wieder verwarfen.

Anrufer: Geh mal richtig ficken.

Nachricht/Anfrage: Was ist nicht, wann haben Sie Zeit, ich möchte einen Termin bitte entschuldigen.

Anrufer: Muscheln im E38 745.
Nachricht/Anfrage: Mein Name ist Gollum. Ich möchte sagen einen Termin.

Anrufer: Partei Hagelzucker I 84.
Nachricht/Anfrage: Anruf anlegen. Gar nix.

Anrufer: Ficke mal richtig donnert es immer Martha Ida Duzi Duzi China richtig.
Nachricht/Anfrage: Feministinnen. Also, Untersuchung beim Schlucken Wohlleben Barbie im Hals stecken.

E-Mailantwort eines Patienten auf eine Terminbestätigung: ‚Okay ich bin breit.'

Auszug aus der E-Mailanfrage einer Patientin:
‚Meine HNO-Ärztin hat festgestellt, dass meine Tochter übergroße Pollippen hat und dadurch schlecht atmet.'
(Anmerkung: Gemeint waren wohl die Polypen).

Eine Patientin hinterließ uns auf einem Bewertungszettel diesen wohlgemeinten Verbesserungsvorschlag:

‚Hübschere Angestellte bissel mehr du weißt schon genau;)'

Erwähnenswert ist auch das Schreiben eines Geschäftspartners, der uns per Brief mitteilte: ‚So gerne ich auch in meinem Beruf arbeite, ist es mir aus Zeitgründen nicht mehr möglich.'

Dr. Kassner: „Warum sind Sie denn da?"
Patient: „Also angefangen hat das schon vor vielen Jahren. Das hatten schon meine Großeltern und meine Mutter sagt, das liegt in der Familie. Am Anfang dachte ich noch, das geht vorbei, aber jetzt ist es tatsächlich ständig, und da habe ich mir gedacht, ich muss unbedingt mal kommen. Können Sie mir helfen?"

Ein Patient beschwerte sich in unserer Praxis darüber, dass ihm vor drei Jahren für 150,- Euro die Nasenhaare verbrannt worden seien.

Patientin: „Ich möchte Sie treffen, Herr Doktor. Aber außerhalb der Praxis."

Patientin am Telefon: „Ich würde mich gerne auf eine Allergie gegen die Corona-Impfung testen lassen."

Patient: „Herr Doktor, das Medikament, das Sie mir verschrieben haben, hat überhaupt nicht gewirkt."
Dr. Kassner: „Haben Sie es denn genommen?!
Patient: „Nein! Ich nehme keine Chemie!"

Ein Patient, der sich um drei Uhr morgens in meinem 24-Stunden-Dienst notfallmäßig zur Entfernung seines Ohrenschmalzes vorstellte, begrüßte mich mit den freundlichen Worten: „Ich habe mir gedacht, dann haben Sie etwas zu tun."
Natürlich habe ich mich bei ihm bedankt, denn, ich weiß wirklich nie, was ich nach einem kompletten Arbeitstag in der Nacht tun soll.

Patient: „Und der Eingriff ist sicher?"
Arzthelferin: „Es ist noch keiner gestorben, und ansonsten sammeln wir die hinten in der Kammer."

Patientin zur Erstkraft meiner Praxis, die bereits seit Beginn bei mir beschäftigt ist: „Ich bin hier Stammpatientin, aber Sie habe ich noch nie gesehen."

Patient: „Und Sie haben jetzt festgestellt, dass ich auf Polen allergisch bin?"
(Anmerkung: Gemeint waren Pollen)

Patientin: „Mein Mann braucht einen Hörtest. Er versteht mich einfach nicht."

Dr. Kassner: „Ich weiß nicht, ob ich Ihnen dabei weiterhelfen kann."

Patient am Telefon: „Ich hätte gern einen Termin. Am besten vor sieben Uhr morgens oder nach acht Uhr abends."

Patientin zu Arzthelferin: „Waren Sie im Urlaub?"
Arzthelferin: „Nein, wieso?"
Patientin: „Oh, ich habe Sie gesehen, im Computer."

Patient am Telefon: „Welche Nummer muss ich drücken, um mit Herrn Dr. Kassner zu sprechen?"

Ein Patient stellte sich als Notfall vor, nachdem er braunen Speichel bemerkt habe. Befragt zu einer möglichen Nahrungsaufnahme gab er an, kurz zuvor Schokolade gegessen/gelutscht zu haben.

Arzthelferin: „Um neun Uhr kann ich Ihnen einen Termin anbieten."
Patient: „Ein Termin morgens geht nicht, weil ich dann schlafe. Ich kann nachts nämlich nicht schlafen."

Auch Einbrecher werden immer wählerischer. So berichtete ein Patient von einem Einbruch, bei dem der Dieb einzig die Hörgeräte entwendete.

Eine Patientin stellte sich an einem Freitag ohne Termin in unserer Praxis vor. Nach Hinweis, dass sie mit Wartezeit rechnen müsse, verließ sie die Praxis mit den Worten: „Am Montag habe ich eh einen Termin in einer anderen HNO-Praxis."

Als sich ein Patient namens „Berger bei Ritter" in unserer Praxis vorstellte, vermuteten wir zunächst eine adelige Herkunft – weit gefehlt! Hintergrund war, dass der Patient bei seiner Krankenkasse hinterlegte, dass Postsendungen bitte bei seiner Freundin, Frau Ritter, abgegeben werden, woraufhin ihm eine Versichertenkarte mit diesem hochherrschaftlichen Namen zugesandt wurde.

Bei einer endoskopischer Untersuchung der Nase fragte ein Patient: „Können Sie mir jetzt in den Kopf gucken? Können Sie mein Gehirn sehen?"

Arzthelferin zu Patient, der unsere Praxis betrat: „Bitte desinfizieren Sie sich zuerst Ihre Hände."
   Patient: „Was ist denn darin?"
   Arzthelferin: „Desinfektionsmittel."

Patient: „Das sagen Sie alle. Meine Frau hat sich so ihre Hände verätzt."

Patient am Telefon: „Können Sie mir bitte mein Ergebnis mitteilen?"
Arzthelferin: „Das tut mir leid. Aber Ergebnisse können wir Ihnen nur persönlich mitteilen."
Patient: „Na sagen Sie doch gleich, dass ich mir den Strick nehmen soll." Legt auf.

57 – Besondere Briefe

Es gibt sie noch, die Menschen, die ihre Gedanken und Fragen zu Papier bringen. Mich, der ich nicht nur Arzt, sondern ebenfalls Autor bin, erfreut das sehr. Wenn dann auch noch der Inhalt, natürlich von mir abgewandelt und zugespitzt, so interessant ist, wie in den Fällen, die ich in der Folge vorstelle, sind sie es durchaus wert, mehrfach gelesen zu werden.

Ein Patient schrieb nach seiner Operation am Kehlkopf, die dazu führte, dass er zunächst nicht sprechen konnte, folgende Zeilen auf:
 Es geht mir sehr gut, bin nicht benommen. Top fit! Ich brauch keine Ruhepause! Das bin ich alles gewöhnt, war ein Kinderspiel! Sie werden sich wundern. Schieben Sie mich auf das Zimmer, alles andere ist brotlos. Ich habe alle Sinne bei mir – ab geht die Post.
 P.S.: Die Ärzte auf Station werde ich noch nerven! Ich möchte auf die Toilette! Stuhlgang!

Eine Patientin beschrieb ihre Beschwerden wie folgt: Im Schlund Gurksen und Wurksen. HNO-Arzt konnte nicht richtig spiegeln, wurde auch ungehalten und hat mich total irritiert, obwohl ich mir Mühe gab. Aus diesem Grund erfolgte die Überweisung zur Phoniatrie (Eine Fachabteilung, die zur HNO-Heilkunde gehört und sich auf Stimm- und Sprechstörungen spezialisiert hat), er legte Wert auf dieses Fach!!!!

Auszug aus einem Brief einer Patientin an unsere Praxis:
Diese Untersuchung (Gemeint ist eine MRT des Schädels) hat einen großen Schaden zugefügt. Ich erlitt wenige Tage später einen Nervenriss, wurde ohne mein Zutun im Sessel zwei Meter weit geschleudert und schlug mit voller Wucht mit der rechten Seite des Kopfes auf der Kante einer Holzkommode auf.

Nachdem ich das Bewusstsein wieder erlangt hatte, dauerte es mehr als eine halbe Stunde, bis ich mich aus den Trümmern befreien konnte, die da auf mir lagen.

Auszug aus dem Brief einer Patientin:
Es besteht keine Angst vor der Untersuchung, sondern die Angst vor einem Straftäter, der sich mit gefährlichen Computertricks in alle möglichen Kliniken einschleicht. Er arbeitet mit gefährlichen Computertricks und schleicht sich anonym in fremde Computernetzwerke und Handys ein [...] Er kann sich als Oberarzt, Assistenzarzt (auch als netter Krankenpfleger) ausgeben, heimlich in einen Raum gehen und den Ärzten Anweisungen geben, die sie au-

tomatisch befolgen. Während ich auf die Untersuchung warte, können schon falsche Daten im Computer eingespeichert sein, d. h., das Computerbild umfasst ein falsches Bild. Es kann auch sein, dass der Computer nicht richtig funktioniert und die Schrift nicht richtig lesbar ist. [...]

Ich hoffe, dass Sie diesem gefährlichen Menschen rechtzeitig auf die Spur kommen.

Auszug aus dem Brief einer Patientin, beginnend mit einer Auflistung der aktuellen Beschwerden/Erkrankungen:

Halswirbel sind ineinandergeschoben bis auf einen, der noch halb offen ist (Lähmung droht)

Häufig Krämpfe, bzw. Brüche unter den Brüsten (rechts und links)

Lippenherpes

Magendruck mit Ansammlung von Speichel im Mund (dadurch Übelkeit bis zum Erbrechen, sowie Schmerzen durch Zusammenziehen eines Herzmuskels)

Magersucht

Mitunter Anschwellen einer Ader bis sie platzt unter Zurücklassung eines Blutergusses in Beinen, Armen oder Fingern

Hammerzehen

Öfters starke Schmerzen im Bereich des unteren Rückenbereiches und der Lendenwirbel (zwei Kortison-

spritzen (Bomben) halfen am Anfang, die nachfolgenden Spritzen hatten kaum lindernde Wirkung)
   Rechte Herzkammer ist müde (will nicht mehr)
   Dornwarzen (sind wieder gekommen)
   Furunkel oder Karbunkel im Genitalbereich
   Zyste und Myom hinter den Därmen

Auszug aus dem Brief einer Patientin nach (erfolgreicher) Nasenoperation:
   Ich und meine Nasenatmung, wir fühlen uns ausgezeichnet.

Auszug aus dem Brief einer Patientin nach (erfolgreicher) Tumorbehandlung:
   Vorab möchte ich mich nochmal fürs „Zusammenscheißen" bedanken. DANKE! War zu dem damaligen Zeitpunkt total angebracht und nötig!!!

[...] Ab und zu kackt mir der Blutdruck ab, das Essen schmeckt mitunter noch nach Karton, Brot und Brötchen würde ich mindestens zwei Wochen kauen und trotzdem nicht runterbekommen ... was meinen Speiseplan und Auswahl um einiges reduziert. Aber ... mit dem ein oder anderen Getränk klappt es bestens. Wenn Sie demnächst keinen Nachtdienst schieben, Zeit und Lust auf ein (oder mehrere) gepflegte(s) Bier(e) haben ... WANN ... gehen wir eins trinken? Oder soll ich ein gekühltes fünf Liter Fass mitbringen, wenn ich zur Abschlussuntersuchung ins Klinikum muss??

Herzliche Grüße und vielen Dank für das „Zusammenscheißen", beste Behandlung, Herz und Mund am rechten Fleck, die Zeit, mich zu ertragen ...

Zum Abschluss noch Stilblüten, die nach Diktat entstanden:

In der HNO-Heilkunde gibt es einen Eingriff, bei dem, zu der Verbesserung der Nasenatmung, die Nasenmuscheln (Schwellkörper in der Nase) verkleinert werden. Der Eingriff heißt ‚Muschelkappung', wurde von der Schreibkraft aber als ‚Kuschelkappung' tituliert.

Beenden wir dieses Kapitel mit folgendem Rätsel.
Was will uns der Autor sagen?

Der Patient ist, dös.
(Auflösung: Diktiert wurde: „Der Patient ist komatös.")

58 – Wenn der Doktor ‚etwas schreiben' soll und dieser Eid, den alle Ärzte schwören

Ein Attest ist ein Schriftstück, in dem der Arzt einem Patienten etwas bescheinigt – meist eine Erkrankung, die dazu führt, dass etwas nicht mehr getan werden kann.

In den letzten Jahren stelle ich, und dem Vernehmen nach auch meine Kollegen, eine zunehmende ‚Attestgier' fest. Mit dem lapidaren Auftrag: „Der soll da mal was schreiben", setzt sich der fähige Doktor an den PC, um Minuten später ein Attest, das von jedweden lästigen Pflichten, sei es der Sonntagskaffee mit der Schwiegermutter oder das Babysitten des hyperaktiven Nachbarkinds, befreit, aus dem Drucker zu bergen. Doch auch einem kreativen Arzt sind Grenzen gesetzt.

Einige dieser Fälle schildere ich im Folgenden.

Ich bin mir sicher, dass Sie schon an vielen Stellen ein Schriftstück unterschreiben mussten, das sie über die Datenschutzgrundverordnung informiert, beziehungsweise, welche Ihrer Daten erhoben und wie sie verarbeitet werden und dass Sie dem per Unterschrift zustimmen. Es würde den Umfang dieses Buches sprengen, auf Details einzugehen. Dass es aber in einer Arztpraxis unerlässlich ist, mit Patientendaten zu arbeiten, und dass dies schon immer dem höchsten Standard des Datenschutzes, nämlich der ärztlichen Schweigepflicht, unterworfen ist, dürfte den Meisten von Ihnen sicherlich bekannt sein. Hin und wieder kommen dennoch Patienten in unsere Praxis, die diese, gesetzlich geforderte, Einwilligung nicht unterschreiben wollen, auch nicht, nachdem ihnen die zwingende Notwendigkeit erklärt wurde. Eine dieser Patientinnen veranlasste dieser Umstand, von mir eine Bescheinigung zu fordern, in der ich bestätigen sollte, dass ich sie nicht behandeln kann, ohne dass sie mir wiederum bestätigt, dass ich ihre Daten erheben kann. Das ist Ihnen zu kompliziert? Na, dann schreiben Sie doch einfach etwas!

Ein besonders interessanter Attestwunsch war der einer älteren Dame, die mir wort- und gestenreich berichtete, dass sich die Stadt entschlossen habe, die Straße vor ihrer Wohnung zur verkehrsberuhigten Zone zu erklären. Ja, auch mein erster Impuls war, dass dies doch ‚eigentlich' keine schlechte Maßnahme sei.

Weit gefehlt!

Denn durch die Platzierung von Blumenkübeln kam es nun zu einer längeren Verweilzeit luftverpestender Kfzs direkt vor ihren Wohnungsfenstern, mit Anreicherung von Abgasen in ihrer Wohnung. Sie könne täglich fingerdicke Schmutzbeläge von Wänden und Inventar kratzen. Doch Rettung nahte, denn schließlich könne der Doktor, in diesem Fall meine Wenigkeit, etwas schreiben, damit die Stadt die Blumenkübel, die im Übrigen auch noch durch eine lieblose Bepflanzung kein optischer Hingucker seien, entfernen müsse.

Beschließen wir dieses Buch mit einer Szene, die in der Vorstellung vieler Patienten präsent ist, als wären sie dabei gewesen:

Zum Ende des Medizinstudiums versammeln sich die zukünftigen, in Talar gewandteten, Ärzte in einer ehrwürdigen Halle, die an Gondors Festung in ‚Der Herr der Ringe' erinnerte, um feierlich die Hand zu heben und den hippokratischen Eid zu schwören.

Leider muss ich Sie enttäuschen, liebe Leser. Denn diese Szene würde sich vielleicht perfekt in einem Hollywoodfilm machen, sie existiert aber nicht in der Wirklichkeit. Natürlich werden angehende Ärzte mit ethischen Handlungsgrundsätzen, die sich zum Teil auch im Hippokratischen Eid finden, vertraut gemacht. Wir werden aber weder eingeschworen, noch müssen wir uns zu dessen Einhaltung verpflichten. Es wäre auch etwas seltsam, zunächst alle Götter anzurufen und besonders für einen Urologen, der sich vor allem mit der Behandlung von Nieren und Harnwegen beschäftig, mit Schwierigkeiten verbunden, dem Operieren von Blasensteinen abzuschwören. Wenn Sie näheres Interesse am hippokratischen Eid haben – er ist auf Wikipedia nachzulesen.

Dennoch gibt es einige Patienten, die nicht nur der felsenfesten Überzeugung sind, dass jeder Arzt ebenso ‚eingeschworen' wurde, sondern, dass sie auch genau wissen, was dies beinhaltet. So muss es noch eine erweiterte Version des Hippokratischen Eids geben, von der ich keine Kenntnis habe, die aber festlegt, dass ich zur Behandlung verpflichtet bin, selbst wenn ein Patient, ohne Mund-Nasen-Schutz, zu Pandemiezeiten, meine Praxis betreten möchte oder alkoholisiert randaliert.

Ich sollte wirklich etwas schreiben, das mich von dieser Verpflichtung befreit.

Der Autor

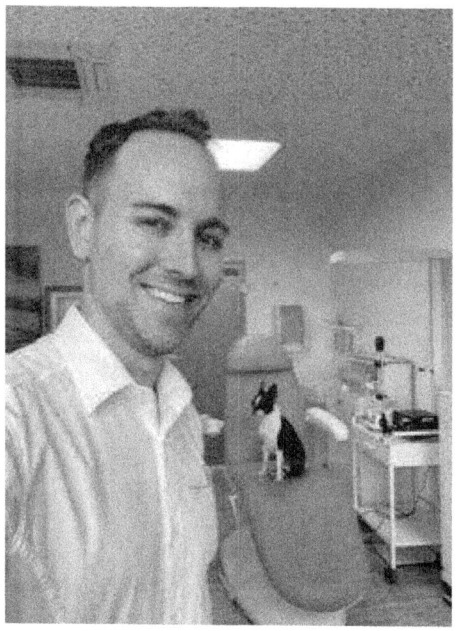

Stefan S. Kassner
www.stefan-kassner.de

Bereits als Kind liebte Stefan S. Kassner Geschichten, sowohl die, die ihm seine Eltern vorlasen, als auch die, die er in seiner Fantasie erlebte. Anfangs erzählte er diese Geschichten und schrieb sie später nieder. Die Funktionsweise des menschlichen Körpers interessierte ihn ebenfalls und so war der Weg in den Arztberuf die, scheinbar, logische Konsequenz.

Viele Jahre blieb sein inneres Auge, die Pforte in die Welt der Geschichten, geschlossen und wurde durch das Fernstudium in der Schule des Schreibens wieder geöffnet.

Das vorliegende Werk ist eine Art Synopsis aus diesen beiden Berufen, zwei Welten, die in humoristischer Weise zueinanderfinden.

Der Schriftsteller Stefan S. Kassner lebt mit seinem Hund, dem Boston Terrier Goliath, in Mannheim. Die Ideen für die genreübergreifenden Projekte kommen oft aus Träumen und werden auf langen Hundespaziergängen weiter ausgearbeitet.

Veröffentlichungen:
Tattoo (Schauernovelle, Arunya Verlag – August 2021)
Die Katze, die Osterhase spielte (Novelle, Osteranthologie, Ashera Verlag – April 2022)

In Bälde erscheinen:
Sherlock Holmes und die Freakshow des Doktor Weird (Novelle, Holmes-Anthologie, Arunya Verlag)
Gayromance (Roman, Digital Publishers)

Der Barde 2: Der Schlund (Düster-phantastische Novelle, Arunya Verlag)

Hora Hominis (SteamPunk-Dilogie, Ashera Verlag)

Der Mops, der Osterhase spielte (Novelle, Osteranthologie, Ashera Verlag)

FUNtasy-Roman mit Mirjam Wiesemann (Ashera Verlag)

Alisha Bionda & Tanya Carpenter

TOT ABER FEURIG
Schwiegerdrachen inklusive

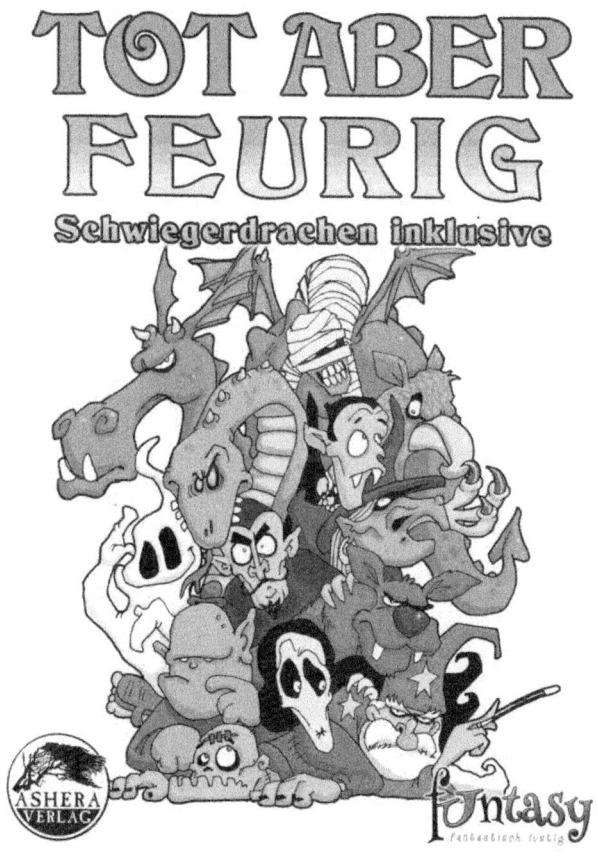

Kurzgeschichten
Hrsg. Alisha Bionda

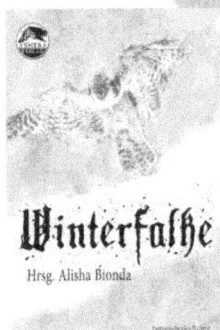
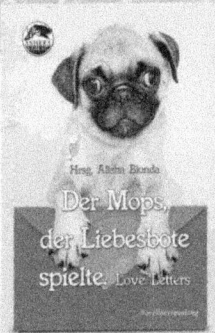
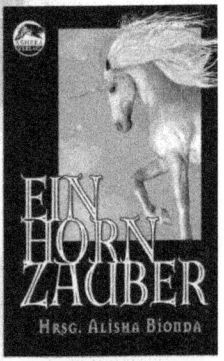
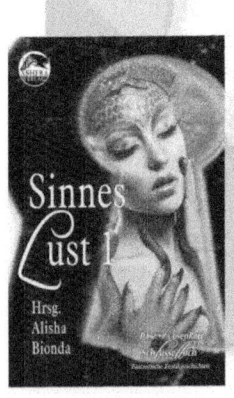
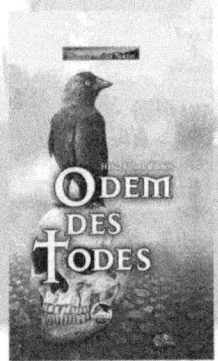
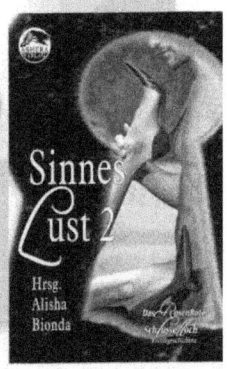

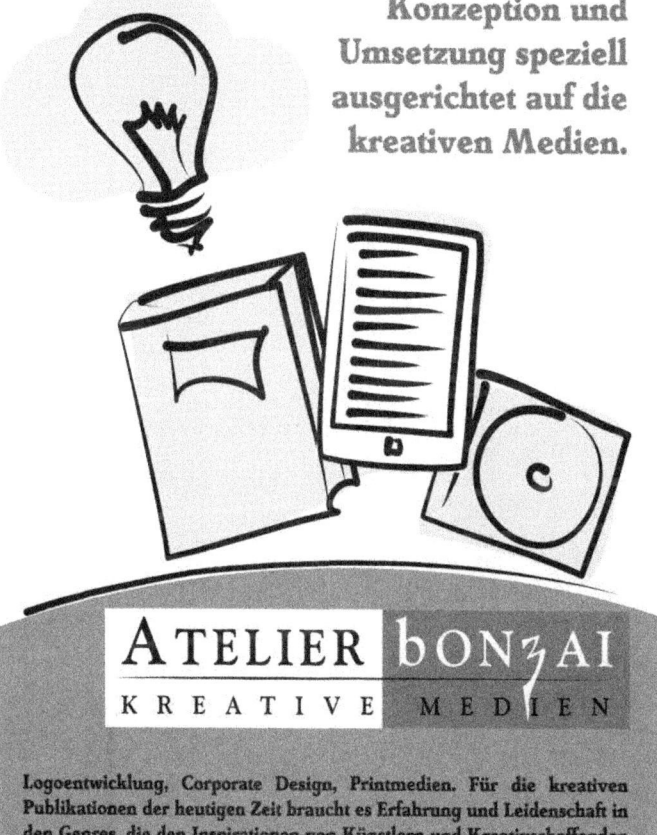

Hrsg. Alisha Bionda

Die Katze, die Osterhase spielte

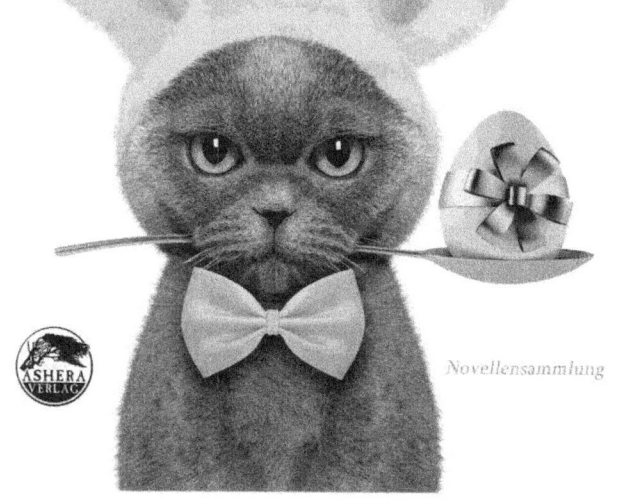

Novellensammlung

Kalinkas Osterhasenohren

Stefan S. Kassner

1

Ob die Entwickler von Weckern eigentlich selbst einen benutzen?

Jeden Morgen schoss Victoria diese Frage durch den Kopf. Jeden Morgen, der durch das Schrillen ihres Weckers stets unheilvoll begann. Nur am Wochenende blieb ihr diese Tortur erspart. Und dennoch hielt sie an dem alten Wecker fest, dessen Digitalanzeige nicht mehr richtig funktionierte, so dass das Ablesen der Uhrzeit eine Herausforderung darstellte, die Victoria aber mittlerweile mühelos beherrschte. Vielleicht war der Umstand, dass sie ihn im Alter von sechzehn Jahren von ihren Eltern geschenkt bekommen hatte und er sie somit an ihre Jugendzeit erinnerte, der Grund dafür, dass sie es nicht fertigbrachte, sich von ihm zu trennen. Er blieb in ihrem Besitz und quälte sie seit diesem Tag Morgen für Morgen aus dem Bett. Nur sonntags erlaubte sie sich, so lange zu schlafen, wie sie wollte, was sich jedoch nur unwesentlich von den übrigen Wochentagen unterschied. Was für eine Ironie, dass sie dennoch sonntags stets ausgeruht aus dem

Bett sprang, während sie sich unter der Woche mühevoll hinausquälen musste!

Victorias Finger tasteten nach dem rettenden ‚Snooze'-Knopf, fanden ihn schließlich, und sofort breitete sich himmlische Ruhe aus. Die würde natürlich nur acht Minuten währen, aber immerhin. Jede Minute, nein, sogar jede Sekunde, waren für Victoria ein Geschenk, das sie mit Gold aufgewogen hätte. Was vor allem an Kalinka lag. Kalinka war Victorias Katze, die jede Nacht zu ihr ins Bett sprang und sich an sie kuschelte. Besonders im Winter war das ein wohliges Gefühl, und der Blick in das zufriedene Gesichtchen, wenn Kalinka neben ihr ruhte, ließ Victorias Herz schier überlaufen vor Glück. So war es auch heute. Victoria verbrachte die kostbaren acht Minuten damit, Kalinka beim Schlafen zu betrachten und sich daran zu erfreuen. Vergaß darüber sogar die zweite Frage, die sich stets in ihre Gedanken stahl: Ob eben jene Weckerentwickler die ‚Snooze-Standardlänge' von acht Minuten selbst festgelegt hatten, oder ob es dafür eine Norm gab?

Mehr als einmal hatte Victoria darüber nachgedacht, ob ihr Chef akzeptieren würde, dass sie acht Minuten zu spät kam, wenn sie das damit begründete, dass es sich um die Snooze-Dauer handele.

Heute jedoch galten ihre Gedanken nur Kalinka und diesem kostbaren Moment, der jäh vom nächsten Plärren des Weckers unterbrochen wurde. Victoria fuhr erschrocken zusammen, was dazu führte, dass Kalinka abrupt aufsprang, sie irritiert und verärgert ansah, um anschließend mit einem beleidigten Laut, etwas zwischen Miauen und Fauchen, vom Bett zu springen. Victoria seufzte. Das würde Kalinka ihr übelnehmen, und sie würde sich, bis sie die Wohnung zur Arbeit verließ, nicht mehr blicken lassen. Victoria schlüpfte in ihre Hausschuhe, streckte sich und gähnte. Warum fiel es ihr heute besonders schwer, in die Gänge zu kommen? Sie trottete ins Bad, ignorierte die müde und viel zu lange schon sonnenentwöhnte Visage, die sie aus dem Spiegel anglotzte und ließ die elektrische Zahnbürste durch ihren Mund gleiten. In fünfundvierzig Minuten musste die Müdigkeit aus dem Gesicht gewaschen und sie in ein passendes Outfit geschlüpft sein, um aus dem Haus zu stürmen und sich in die überfüllte Straßenbahn zu quetschen. Im Winter war das am schlimmsten. In den vollgestopften Wagen mit den beschlagenen Scheiben fühlte sich Victoria wie in einem Tiertransport zum Schlachthof. Nach der Dusche wählte sie ein rotes Kostüm, das sie mindestens seit einem Monat nicht mehr getragen hatte. Als Empfangsdame war die passende Garderobe wichtig, was leider bei der Bemessung ihres Gehalts nicht berücksichtigt worden war. So war sie gezwungen, zu improvisieren, kombinierte geschickt und notierte sich in ihrem Kalender, wann sie welches Outfit getragen hatte, um ja nicht den Fauxpas zu begehen, zu kurz hintereinander mit der gleichen Kleidung in der Bank aufzutauchen. Mit einem schnellen Blick prüfte sie ihre Erscheinung im Spiegel, riss die Tür auf, um sie sogleich wieder zuzuschlagen. Kalinka! Fast hätte sie vergessen, ihrer kleinen Prinzessin das Futter hinzustellen. Nicht auszudenken, zu welchen Zerwürfnissen das geführt hätte! Nicht, dass es Kalinka geschadet hätte, auf eine Mahlzeit zu verzichten, hatte sie doch in den letzten Monaten figürlich nachgelassen, wie Victoria zugeben musste.

Aber ihr Futter kürzen? Das würde einem Putschversuch gleichkommen. Und nach dem heutigen Weckmanöver? Victoria stieß ein Lachen aus, als sie sich vorstellte, wie sie sich vor einem Gericht für ihre Vergehen würde verantworten müssen. Einem Katzengericht selbstverständlich, mit Kalinka als ehrenwerte Vorsitzende.

Wie kam sie nur immer wieder auf solche Ideen?

Schnell füllte sie den Napf mit dem Nassfutter, erst zur Hälfte, dann ganz. Es konnte nicht schaden, die Wogen ein wenig zu glätten. Der Blick zur Uhr sagte ihr, dass es nun höchste Zeit wurde. Sie verließ ihre Wohnung, ohne Kalinka noch einmal zu Gesicht zu bekommen.

2

Als die Tür ins Schloss fiel, wusste Kalinka, dass sie ihr Versteck verlassen konnte. Sie mochte Victoria. Normalerweise. Denn sie war eine aufmerksame Bedienstete, die sich nur selten einen Fehltritt leistete. Der heutige Morgen war ärgerlich gewesen. Schließlich war ihr Schönheitsschlaf wichtig, und dieses völlig unangemessene Palaver hatte Kalinka einen unschönen Schrecken bereitet. Leichtfüßig tänzelte sie in die Küche und fand vor, was sie erwartet hatte: eine extra große Portion ihres Lieblingsfutters. Wie gesagt – Victoria war eine aufmerksame Bedienstete, die sich stets bemühte, Fehler wieder auszugleichen. Kalinka beschloss, die Wiedergutmachung anzunehmen und sich Victoria zu zeigen, sobald sie heimkehrte. Vielleicht würde sie ihr sogar um die Beine streichen. Sie wusste, dass Victoria das gefiel, mehr noch, dass es stets galt, die Balance zu halten. Die Balance zwischen einer angemessenen Missbilligung, manchmal auch Bestrafung eines unziemlichen Verhaltens und, auf der anderen Seite, Gewogenheit. Darüber hinaus hatte sie Victoria auch viel zu gern, um ihr zu lange böse zu sein. Aber natürlich durfte die das nie erfahren. Der volle Napf zeigte, dass ihre Taktik aufging. Als sie auch den letzten Rest aus dem Napf geschleckt und ein wenig Wasser getrunken hatte, beschloss Kalinka, den unfreiwillig unterbrochenen Schönheitsschlaf fortzusetzen. Sie setzte zum Sprung an, schaffte es aber nicht über die Bettkante, so dass sie sich daran festkrallen und mühevoll hochziehen musste. Vielleicht war es doch an der Zeit, ein wenig auf ihre Linie zu achten? Aber so lange Victoria ihr den Napf so vollmachte, schien alles in Ordnung sein. Schließlich gehörte es zu deren Aufgaben, Kalinkas gesundheitliche Belange im Blick zu haben. Also verwarf sie den Gedanken wieder und rollte sich auf Victorias Kopfkissen ein. Es roch nach ihr, was Kalinka beruhigte. So fand sie schnell in den Schlaf.

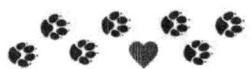

Der Schlüssel im Schloss riss Kalinka aus ihrem Schlaf. Kam Victoria schon zurück? Hatte sie den ganzen Tag verschlafen? Der Schock am Morgen hatte sie wohl doch mehr mitgenommen, als sie gedacht hatte. „Kalinka? Wo ist denn meine süße Prinzessin?"

Kalinka streckte sich, dann erhob sie sich langsam und würdevoll. Sie sprang vom Bett, registrierte das Gewicht, das sie abfangen musste und bemühte sich um einen besonders tänzelnden Gang, als sie zur Wohnungstür schritt. Victoria war gerade dabei, ihren Mantel aufzuhängen. Sie strahlte, als sie Kalinka sah. „Da bist du ja, meine Schöne."

Kalinka schenkte ihr ein zartes ‚Miau', hob anmutig ihren Schwanz und begann, Victoria schnurrend um die Beine zu streifen.

„Sind wir wieder versöhnt miteinander, meine Schöne? Es tut mir leid wegen heute Morgen."

Kalinka miaute erneut und ließ sich von Victoria zwischen den Ohren streicheln, einerseits, um Zustimmung zu signalisieren, andererseits, weil sie es liebte, wenn Victoria sie dort kraulte.

„Ich muss dir etwas erzählen", sagte Victoria, während ihre Finger weiter kreisend durch Kalinkas Fell fuhren. Kalinka schnurrte. Sie war zwar gespannt, was jetzt nun käme, aber viel zu weltgewandt, sich diese Blöße zu geben und das zu zeigen. „Ich habe jemanden kennengelernt. Er heißt Tom und hat vor vier Wochen in der Bank angefangen. Ich glaube, er mag mich."

Kalinka wusste nicht genau, was das bedeutete, geschweige denn, wie sie darauf reagieren sollte. Also entschied sie sich, weiter zu schnurren und Victorias Streicheleinheiten zu genießen. Wie hätte sie auch ahnen können, dass sich ihr gesamtes Leben ändern würde?

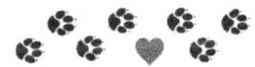

weiter geht es in „Die Katze, die Osterhase spielte"